人类是荣辱与共的命运共同体，重大危机面前没有任何一个国家可以独善其身，团结合作才是人间正道。

——习近平

共同战"疫"
命运与共

中国与世界携手抗疫纪实

本书编写组 编著

CIPG China Foreign Languages Publishing Administration 中国外文出版发行事业局

外文出版社 FOREIGN LANGUAGES PRESS

目录

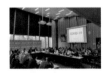
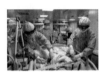
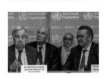

同呼声　共命运

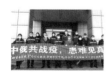

大道不孤　共创未来

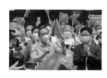

病毒没有国界，疫病不分种族。

——习近平

疫袭全球

进入科技发达的 21 世纪，人类仍摆脱不了疫灾如影随形。2003 年，"非典"波及 32 个国家和地区，全球病例 8422 个，919 人病死。2009 年，H1N1 流感持续 16 个月，214 个国家163 万人感染，28 万人病死。近年来，埃博拉疫情、中东呼吸综合征，都让世界创痕累累。根据美国疾病预防控制中心（CDC）发布的估计：2019 年 9 月 29 日到 2020 年 3 月上旬，美国至少3400 万人感染流感，35 万人住院治疗，死亡 2 万人。新冠肺炎，这一次，又成为全球共同面对的挑战。

病毒肆虐

—————

全球新冠肺炎疫情持续蔓延。据世卫组织公布数据，截至 2020 年 9 月 7 日 22:24（北京时间），全球累计确诊病例 27032617 例，累计死亡 881464 例。其中美国累计确诊 6144138 例，累计死亡 186663 例，印度累计确诊 4113811 例，累计死亡 70626 例，巴西累计确诊 4092832 例，累计死亡 125521 例，俄罗斯累计确诊 1025505 例，累计死亡 17820 例，秘鲁累计确诊 676848 例，累计死亡 29554 例。

COVID-19

新型冠状病毒肺炎（Corona Virus Disease 2019, COVID-19），简称"新冠肺炎"，是指 2019 新型冠状病毒感染导致的肺炎。2020 年 2 月 11 日，世界卫生组织总干事谭德塞在瑞士日内瓦宣布，将新型冠状病毒感染的肺炎命名为"COVID-19"。2 月 21 日，中国国家卫生健康委将"新型冠状病毒肺炎"英文名称修订为"COVID-19"，中文名称保持不变。

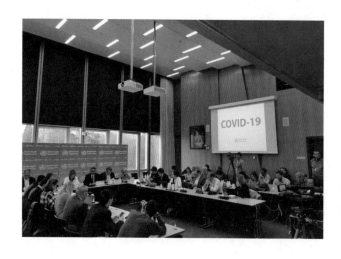

2020 年 2 月 11 日，谭德塞在瑞士日内瓦宣布，将新型冠状病毒肺炎命名为"COVID-19"。

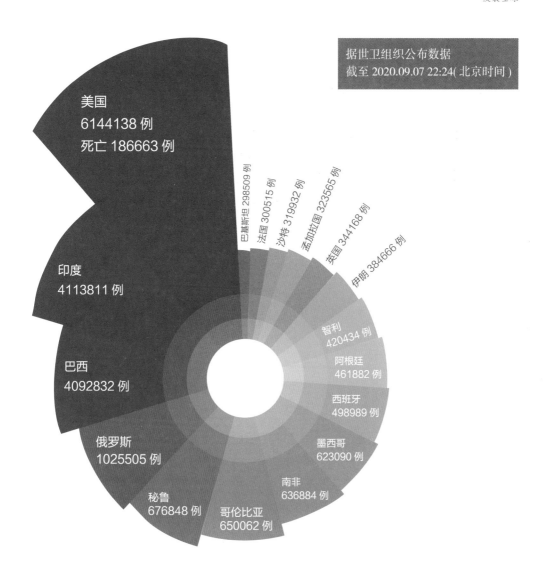

据世卫组织公布数据
截至 2020.09.07 22:24(北京时间)

美国
6144138 例
死亡 186663 例

印度
4113811 例

巴西
4092832 例

俄罗斯
1025505 例

秘鲁
676848 例

哥伦比亚
650062 例

南非
636884 例

墨西哥
623090 例

西班牙
498989 例

阿根廷
461882 例

智利
420434 例

巴基斯坦 298509 例

法国 300515 例

沙特 319932 例

孟加拉国 323565 例

英国 344168 例

伊朗 384666 例

　　瘟疫因何而起、首先出现在何处，全世界的传染病专家至今还无法定论，这对疫情防控是极大的考验。2020 年 4 月 13 日开始，巴塞罗那大学肠道病毒小组研究人员每周对当地废水样本进行检测，从中寻找新冠病毒的踪迹，以及时应对可能出现的新一轮疫情暴发。研究人员检测了一家废水处理厂的冷冻废水样本，结果在 2020 年 1 月 15 日的废水样本中检测出新冠病毒。而西班牙本土首例新冠确诊病例是 2020 年 2 月 25 日报告的。此后对 2018 年 1 月至 2019 年

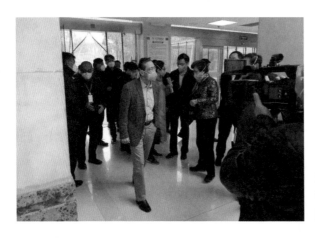

2020 年 1 月 19 日，著名呼吸病学专家钟南山等人前往武汉金银潭医院和武汉疾控中心实地走访调研。

12 月的废水样本分析的结果显示，去年 3 月 12 日采集的废水新冠病毒聚合酶链式反应（PCR）检测呈阳性。这一研究结果表明世界其他地区也可能发生了类似情况，但许多病例或因被误诊为流感而被掩盖。科学家们不否认这一研究"很有启发性"，澳大利亚、意大利、美国、荷兰等国也在开展这类研究，从而更有针对性地做好防控。

　　病毒的高传染性导致它迅速蔓延到了全世界。当地时间 2020 年 3 月 11 日，世界卫生组织总干事谭德塞宣布，根据评估，世卫组织认为当前新冠肺炎疫情可被称为全球大流行。他说，过去两周中国以外新冠肺炎确诊病例数增长了 13 倍，受影响国家和地区数增加了两倍；目前 114 个国家和地区的确诊病例累计超过 11.8 万例，死亡病例达到 4291 例，还有数以千计的人在医院里为生存而战。

海上隔离的"钻石公主号"

"钻石公主号"邮轮和新冠肺炎疫情带来的"密闭空间恐惧",让世界无法遗忘。"钻石公主号"2020年1月20日从日本横滨港启程后,途经多地,计划到2月4日结束旅程。由于曾搭载过的一名香港乘客在2月1日被确诊为新冠肺炎,2月3日,该邮轮返回横滨港。抵达横滨后,日本政府对船上人员陆续进行病毒检测,并规定邮轮上除确诊感染者外的所有人自2月5日起隔离14天。

邮轮有乘客及船员约3700人。乘客来自多个国家及地区,大部分为日本人,超半数以上乘客为70岁以上老人。截至19日,所有乘客和船员中,被确诊感染的共621人,此后这一数字仍有增加。

2月19日起,在海上被隔离了14天后,"钻石公主号"上的乘客开始分批下船,多国派包机接载船上的国民离开。

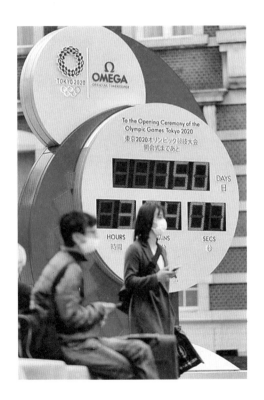

2020年2月25日,日本东京,行人戴口罩经过显示东京奥运会倒计时的电子屏。

联合国总部暂停对公众开放

联合国秘书长发言人迪雅里克 2020 年 3 月 10 日说,为应对新冠肺炎疫情,纽约联合国总部将暂停对公众开放,所有联合国游客观光活动也将暂时中止。联合国秘书长古特雷斯在 10 日发布的一个关于新冠肺炎疫情的视频中说,联合国系统需要做好准备,共同应对疫情的威胁。联合国大会主席班德表示,这是一个需要国际合作的全球性挑战,新冠肺炎疫情只能通过多边反应来解决。

 ## 美国:"国家进入紧急状态"

当地时间 2020 年 3 月 13 日下午,美国总统特朗普在白宫发表讲话时正式宣布"国家紧急状态",以应对美国新冠肺炎疫情,这项举措将释放 500 亿美元资金,用于各州医疗机构应对新冠肺炎疫情,同时要求各州尽快建立应对新冠肺炎的应急指挥中心。

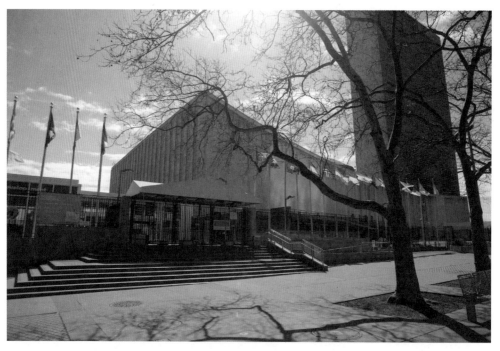

2020 年 3 月 16 日,纽约联合国总部非必要岗位员工开始远程办公。

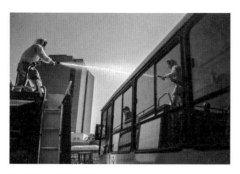

伊朗首都德黑兰，一名消防员给公交车消毒。

伊朗：启动国家动员计划

当地时间 2020 年 3 月 5 日，伊朗卫生部宣布启动国家动员计划，加强防控新冠肺炎疫情。伊朗卫生部部长纳马基表示，该计划将先在疫情严重地区开始实施，接下来几天内扩展至其他地区。根据该计划，疑似感染者将到医疗机构接受检测，检测结果为阳性的病例将被居家隔离，并收到药物和使用说明。该计划将包括伊朗全部城市、郊区和乡村的约 1.7 万个卫生中心以及 9000 个医疗和临床中心。

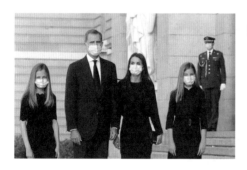

当地时间 2020 年 7 月 6 日，西班牙马德里，西班牙国王费利佩六世一家出席在马德里阿尔穆德纳教堂举办的新冠肺炎逝者悼念仪式。

西班牙：政府宣布封锁全国

路透社 2020 年 3 月 14 日消息，西班牙政府起草了一项法令，进行全国范围内的封锁。这是该国为抗击新冠肺炎疫情而采取的紧急措施。另据西班牙《国家报》14 日报道，根据法令要求，西班牙人除了购买食物或医疗用品、去医院、工作或处理其他紧急情况之外，要待在家里。该措施于 3 月 16 日上午 8 点生效。

在人类发现新冠病毒之前，它早已在人群中开始传播了吗？传播路径是怎样的？各国的传播路径十分复杂，比如，美国疾病控制和预防中心 7 月 16 日发布的研究报告称，通过分析纽约市早期新冠病毒阳性样本发现，其基因序列与在欧洲和美国其他地区传播的病毒基因序列相似，表明纽约早期新冠病毒可能主要从欧洲和美国其他地区传入。

疫情的持续蔓延以及各国的应对过程真切地表明，人类是一个命运共同体。此次疫情的发展过程也告诉我们，构建人类命运共同体还须尽快从理念转化为各国的实际行动。世界各国唯有建立有效合理的协调机制携手应对，才有可能彻底走出疫情。试图将疫情政治化的各种指责推诿只会延误抗疫时机，带来更多的生命与经济损失。

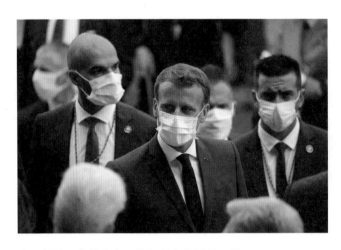

法国总统马克龙宣布公共场所必须佩戴口罩，
2020 年 8 月 1 日起实施。

风雨同舟，共度时艰

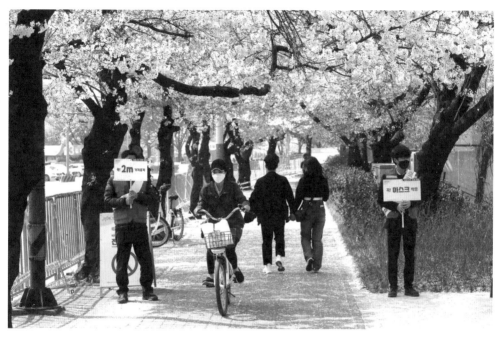

韩国首尔樱花绽放的街道上，公务员举着"保持社交距离"和"佩戴口罩"的字牌提醒市民注意个人防护。

2020 年伊始，武汉华南海鲜批发市场迅速引起了世界关注。1 月 7 日，从这个市场出现的不明原因肺炎病人的病原检测中，病原检测结果初步评估专家组实验室检出一种新型冠状病毒，获得该病毒的全基因组序列。中国政府对此高度重视。1 月中旬，国家卫健委高级别专家组再赴武汉。1 月 20 日，习近平总书记专门就疫情防控工作作出指示，要求各级党委和政府及有关部门要把人民群众生命安全和身体健康放在第一位，采取切实有效措施，坚决遏制疫情蔓延势头。

一组数据记录下此后中国疫情防控阻击战的一个个重要时刻：

全国共指定 1 万余家定点医院，对新冠肺炎患者实行定点集中治疗；

武汉 16 家方舱医院累计收治患者 1.2 万余人，累计治愈出院 8000 余人、转院 3500 余人，实现"零感染、零死亡、零回头"……

习近平主席在第 73 届世界卫生大会视频会议开幕式致辞中指出，中国始终秉持构建人类命运共同体理念，既对本国人民生命安全和身体健康负责，也对全球公共卫生事业尽责。面对尚未解除警报的全球疫情，中国在对外驰援的同时，主张世界各国共同维护好人类唯一可生存的星球，加快建设人类卫生健康共同体。面对夹杂噪音杂音的外部环境，自信前行的中国承诺坚定不移扩大对外开放，稳定产业链供应链，以开放促改革促发展……

中国抗疫最困难时，国际社会向中国伸出援手。170 多个国家领导人、40 多个国际和地区组织负责人以电话、信函、声明等方式对中国表示慰问和支持。

滴水之恩，涌泉相报。意大利捐赠 4 万只口罩，中国回赠数百万只口罩；俄罗斯送来 200 万只口罩，此后从中国各渠道收到 1.5 亿只口罩；为回馈美国社会各界对中国抗疫的援助，中国地方省市、有关机构及企业目前已向美国 36 个州市及机构捐助了 1080.48 万只口罩、50 万盒检测试剂、15.81 万套防护服。

共同抗疫，中国担当。在最初自身疫情防控面临巨大压力的情况下，中国就尽己所能支援世界，加大开放医疗防护设备出口。从 3 月 15 日至 9 月 6 日，中国总计出口口罩 1515 亿只、防护服 14 亿件、护目镜 2.3 亿个、呼吸机 20.9 万台、检测试剂盒 4.7 亿人份、红外测温仪 8014 万件，有力支持了全球疫情防控。

患难之中，方显真情。中国累计向 32 个国家派遣了 34 支抗疫医疗专家组，先后向世卫组织提供 5000 万美元捐款。在驰援非洲大陆的同时，中国也守护着非洲国家在华侨民的安全。几个月来，非洲国家在湖北和武汉的 3000 多名留学生除 1 人感染并很快被治愈外，其他人都安然无恙。

中国经验，全球共享。中国本着公开、透明、负责任的态度，积极履行国际义务，第一时间向世界卫生组织、有关国家和地区组织主动通报疫情信息，第一时间发布新冠病毒基因序列等信息，第一时间公布诊疗方案和防控方案，同许多国家、国际和地区组织开展疫情防控交流活动 70 多次，开设疫情防控网上知识中心并向所有国家开放，毫无保留同各方分享防控和救治经验。

松柏之姿，经霜犹茂。在疫情严峻之际，主张共商共建共享的"一带一路"

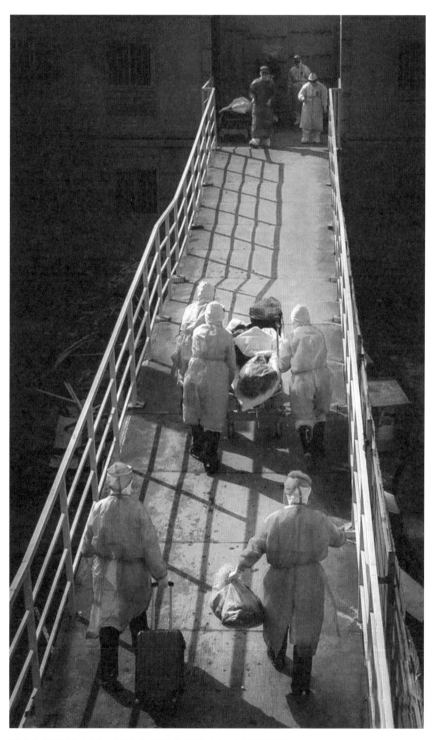

2020 年 2 月 4 日，医护人员走向武汉火神山医院病房。

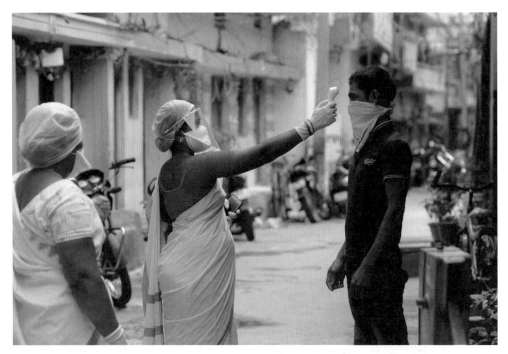

2020 年 6 月 30 日，印度海得拉巴，工作人员测量居民的体温。

依然熠熠生辉。2020 年 1 月至 4 月，在本地区大面积断航停航情况下，中欧班列开行数、发货量同比上升 24% 和 27%，累计运送近 8000 吨抗疫物资，成为欧亚大陆之间名副其实的"生命之路"；中巴经济走廊能源项目的坚持运行，为巴基斯坦提供了三分之一的电力；今年第一季度中国对共建"一带一路"国家投资逆势增长 11.7%，贸易额增长 3.2%；中老铁路、匈塞铁路、柬埔寨双燃料电厂等项目稳步推进，一大批暂时停工的项目也开始复工复产，为各国接下来战胜疫情、复苏经济提供强大助力。

疫情是全人类的公敌

人类文明史也是一场与疾病的抗争史。疫病流行具有突发性、跨国性、不确定性和防控难度大等特点，超越偏见与狭隘利益观的国际合作是遏制和消灭疫病流行的唯一正确选择。

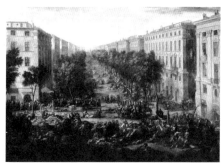

1720 年，法国城市马赛遭逢瘟疫侵袭。

意大利著名社会学家姜·玛利亚·法拉说，如果我们想"更快更好地"摆脱危机，国际合作是不可或缺的工具。试图在本国境内处理和解决本次疫情所造成的问题，甚至试图通过对外部世界采取攻击性方针来解决问题，是短视、无理且危险之政策的表现。毫无疑问，我们已迈入全新阶段，必须以加强合作的方式来开展工作，然而，真正的合作，意味着多样性主体之间的竞争性共存，意味着必须真诚地相互尊重和理解。换言之，我们需要深刻改变目前国际关系领域的主流态度，建立能够充分体现团结共进理念的新运作模式。

疫情发生以来，习近平主席同几十位外国领导人及国际组织负责人通话或见面，出席二十国集团领导人应对新冠肺炎特别峰会，在第 73 届世界卫生大会视频会议开幕式上致辞，向全球表明中国支持团结抗疫的鲜明立场。

病毒没有国界，不分种族。任何国家都不能置身其外，独善其身。人类是命运共同体，以邻为壑、以意识形态划界，解不开全球公共卫生危机这道时代难题。

中国理念，回应时代呼声；中国行动，顺应世界需求。中国承诺在未来两年内为受疫情影响的国家特别是发展中国家抗疫斗争以及经济社会恢复发展提供 20 亿美元国际援助；在华设立全球人道主义应急仓库和枢纽；建立 30 个中非对口医院合作机制；中国新冠疫苗研发完成并投入使用后，将作为全球公共产品，为实现疫苗在发展中国家的可及性和可担负性作出中国贡献。

在疫情照鉴中，在世界期待中，这就是中国——坚持人民至上、生命至上的中国，践行世界大同、天下为公的中国。

人类，穿越荆棘丛生

武汉封城，春节无法回家，我只能通过手机客户端的"强国直播"看武汉。疫情严重以来，8 个摄像头直播武汉的街景实况，其中一个正对长江边上的江汉关钟楼。画面上长江依然浩瀚，但南北穿梭的轮渡停摆了，孤零零的趸船泊在岸边；对岸的建筑春笋般矗立，偶有一两艘货船队从东往西逆水而上；往日里行人挤密摩肩接踵的沿江大道，此刻鲜有车辆驶过；旁边的江汉路步行街空荡寂寥。画面的主角，是江边那座已近百年历史的江汉关钟楼，嶙峋骨立昂然倔强，楼顶一杆鲜红的国旗依然迎风飘扬。

每每看到这个画面，我都为之心动。那天清晨，一位身着橘红色工作服的保洁工进入了画面，在空荡荡静寂寂的江汉关街前，这个踽踽独行的身影认真地打扫地上的落叶枯草。几乎在每天的早晚时分，这个生动的画面都会出现，让我鼻子发酸。他们的存在是一种坚守，他们的身影是一种力量，有了他们你可以长舒一口气，这座城市还在正常运转。

中华民族屡经灾难却愈挫愈勇，从血泊中站起，在困苦中前进，在磨难中成长。面对惨烈，不惮凶险，磨练出强健的心理、坚韧的毅力、顽强的意志，这叫中国精神。

人类，总是在艰难中前行。

1347 年 9 月，源起中亚的黑死病随十字军登陆意大利南部的西西里岛，经水路到达北部的热那亚和法国的马赛，1348 年 1 月攻入威尼斯和比萨，

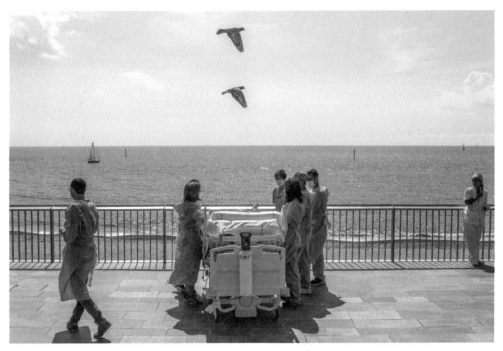

2020 年 6 月 3 日，西班牙医护人员带新冠肺炎患者到海边康复治疗。

随后占领意大利重镇佛罗伦萨……欧洲中世纪的这次大瘟疫，成为人类历史上的第四次大规模灾难，也是最惨烈的一次。

此后 300 年，巨大的瘟疫阴影，一直笼罩在欧亚和美洲上空。

全世界的科学家都在关注地球自身的安全，无数个天文望远镜在密切追踪地外星体，天体重叠会不会毁灭地球，800 多颗具有潜在威胁的行星会在什么时候什么位置撞击地球，太阳风暴袭击地球会造成怎样的伤害，等等。"中国天眼"的问世给人类擦亮了观察宇宙的眼睛，500 米口径球面射电望远镜投入使用不久便已发现多颗脉冲星。

在血泊中诞生，在磨难中成长，在抗争中壮大，灾难成为人类进步的砥砺石、垫脚石、试金石。

（本文选自刘汉俊：《人类，从血泊中站起》）

在这场同严重疫情的殊死较量中，中国人民和中华民族以敢于斗争、敢于胜利的大无畏气概，铸就了生命至上、举国同心、舍生忘死、尊重科学、命运与共的伟大抗疫精神。

　　　　　　　　　　　　　　　——习近平

中国担当：
全球疫情防控第一线

　　这是一次罕见的全球性危机，也是全人类面临的共同挑战。作为最早向国际社会通报疫情、最早迎战疫情的国家，中国全民动员、举国上阵，14亿中国人民众志成城、团结一心，率先冲在全球疫情防控的第一线。

　　如何对尚未充分认知的病毒进行防控？如何在春运大潮中阻断病毒传播？如何确保数目庞大的患者应收尽收、应治尽治？如何确定有效的治疗手段和药物……中国迎战的风险和难度超乎想象。为有效阻止疫情在全球范围的蔓延，中国采取了前所未有的防控与救治举措，其中不少举措甚至远远超过了《国际卫生条例》的要求。

　　经过艰苦努力，付出巨大牺牲，中国创造了人类与传染病斗争史上的奇迹，成为世界上率先控制住国内疫情的国家之一，不仅为世界守住疫情防控的区域防线，也为全球抗疫积累了宝贵经验。

　　大江流日夜，慷慨歌未央。2020年的中国抗疫，在中华民族史册、人类发展史册上写下悲壮雄浑的篇章。

武汉保卫战

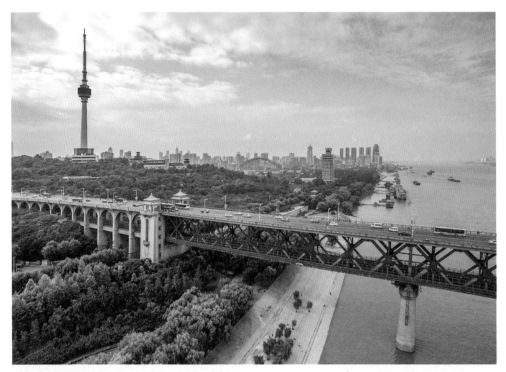

大江大河大武汉

2020 年 1 月 23 日，武汉封城的消息震动了中国，也震动了世界。封城，不只在中国，在世界上也是少之又少，更何况是武汉这样一个中国内陆特大城市。

管控一座千万级人口城市的人员流动，世所未见。又值阖家团圆的传统佳节，更显不同寻常。

宣布这个决定是艰难的，也是坚决的。为了确保人民生命安全和身体健康，切断与外界的通道就是切断病毒传播途径，就是要遏制住疫情蔓延势头。

习近平总书记于 1 月 22 日亲自作出这一战略决策，他强调："作出这一决策，需要巨大政治勇气，但该出手时必须出手，否则当断不断、反受其乱。"

一位普通市民的封城日记

（节选，徐晏清）

2020 年 1 月 26 日

从今天零点开始，三镇（武昌、汉口、汉阳）私家车未经特许禁止上路，进一步阻止人员的交叉感染。这可能是三镇第一次这么疏远。同时，湖北省各城市也开始封城。

新闻上报道全国和武汉确诊人数和死亡人数大量上升，这进一步刺激我们紧张的神经。朋友圈里都是各个医院人满为患、医疗防护用品短缺告急、医生崩溃痛哭的视频，令人触目惊心。在一线当医生的同学告诉我情况很不好，缺床位、缺人手、缺防护，有同事疑似感染……情况和外面的天气一样，让人心情沉重。小道消息和官方信息同时都在刷爆我们的眼球。

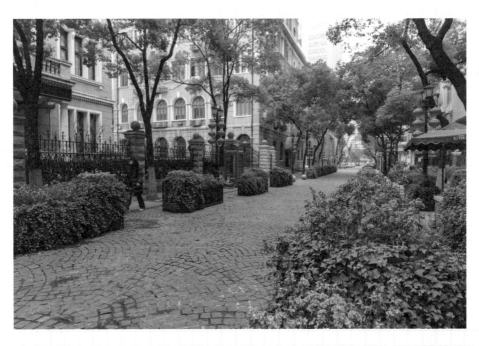

武汉黎黄陂路上的步行街，在疫情期间一片寂静。

同时新闻也报道了全国各地和解放军的医疗队都在赶往武汉，请市民不要恐慌。汉阳郊外火神山和雷神山两座医院也在紧张施工，将收治更多的病人。

虽然武汉的现状牵动着全国人民的心，阻隔了大家的团聚，但是坚强的武汉人什么没见过？武汉人明白任何困难都是暂时的，相信国家相信政府，这次的危机会和之前的大洪水、非典一样被战胜，太阳依旧会升起。

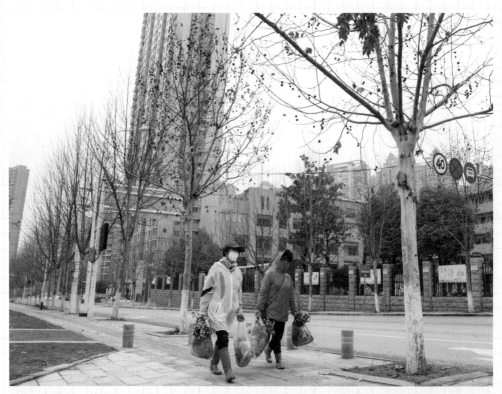

戴好口罩做好防护措施，武汉市民外出买菜。

隔一座城，护一国人。

一段时间，武汉的确诊病例和疑似病例人数每天都在呈几何式增长。不断蔓延的疫情笼罩着这座城市，商业企业停工停产，昔日繁华的街道空空荡荡，医院里挤满了求治的病人，每时每刻不断刷新的各种求助信息，还有随着疫情一起蔓延的恐惧、焦虑……

但是，近千万武汉人毅然决然选择了响应号召，死守武汉。留在城中的市民相互慰藉；城内超市、加油站、物流努力为居民提供着各种生活保障；各机关单位取消了年假，全天候待命；交警、路政、城管全线上岗，通宵不眠；医院里的白衣天使们每天 24 小时超负荷地在抢救、抢救、抢救……大家在默默地共同呵护着这座城市。

武汉不是孤岛，虽被空间隔离，但从未隔绝。

"武汉胜则湖北胜，湖北胜则全国胜。"习近平总书记科学布局阻击战，集中火力"打好武汉保卫战、湖北保卫战"。

最精锐的力量向风暴之眼驰援，最优质的资源向决战之地汇聚。武汉天河机场昼夜不息，迎接逆行的人员和物资。

"封城"不到 8 小时，防疫药品、医疗器械、口罩、手套等防疫重点物资 87 批 4041 件准时运达。不到 24 小时，医疗专家组、医疗救援队、解放军指战员，整装待发。

军机、客机、货机……各种机型紧急降落。最繁忙的时候，每隔三分钟，就有一架国产运–20 大型运输机轰鸣而来。

一方有难，八方支援。全国各地和军队的 346 支医疗队、42600 名医务人员白衣执甲、逆行出征。包括多名院士在内的呼吸科和传染科专家、全国 10% 的重症医务人员齐集武汉。19 个省区市对口支援湖北除武汉外的 16 个市州。

1 月 27 日，大年初三，受习近平总书记委托，李克强总理赶赴武汉考察。同日，由国务院副总理孙春兰率领、多位相关部委负责同志组成的中央指导组抵达武汉，实地督导和督战。

"指导组有什么情况、有任何需要，可以打电话直接和我说。"习近平总书记日夜牵挂湖北、武汉的疫情，对中央指导组先后作出上百次重要指示。

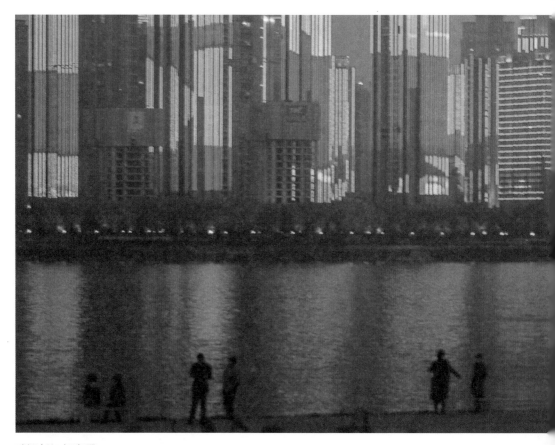

武汉长江灯光秀

"我觉得全世界真的欠了武汉人民的情"

布鲁斯·艾尔沃德是现任世界卫生组织流行病学专家兼联合专家考察组外方组长。2月下旬，他带领专家组在中国广州、武汉等地进行了为期9天的考察。艾尔沃德赞扬了武汉那些为了疫情防控而把自己宅在家里的普通市民。他说："我对武汉人民和整个中国社会产生了深深敬佩之情。那些连续几个礼拜把自己宅在家里的人，也是这次疫情中的英雄。我也见到了几位这样的普通人，他们说宅在家里是分内之事。我认为这是很有力的。"

"我觉得全世界真的欠了武汉人民的情，我想让武汉人民知道，世界知道你们所做的贡献，我们正在跟世界分享你们的故事，你们正在做的事情非常重要。"

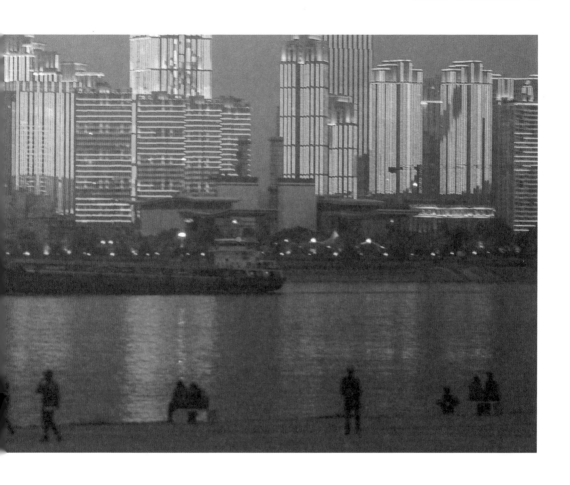

"全国人民都是你们的后盾！"总理在看望医护人员时这样说。

国有危难，使命就是号角。

迎战！迎战！

目的地：武汉！

新冠肺炎的突然到来，使得本来喜迎春节的中国人开启了战"疫"模式。

疫情蔓延的速度惊人，截至 1 月 29 日，中国 31 个省区市已全部启动重大突发公共卫生事件一级响应。

夜幕下的武汉，灯光璀璨。以战"疫"为主题的"灯光秀"亮起，铸就了江城的"不夜天"。与全国各省区市名字同时亮起的，还有"感恩有你，共克时艰"。

全国人民与武汉人民一起，共同战斗，守护着这片家园。

德国顶尖病毒学家：我们必须向中国说声谢谢

德国著名病毒学家、柏林夏里特医学院病毒研究所所长克里斯蒂安·德罗斯滕向德媒表示，非常认同中国在抗击新冠病毒肺炎疫情过程中所采取的极具针对性的措施。他说，中国所付出的一切使得全球流行曲线的上升被推迟了大约一个月时间，为此必须感谢中国政府和人民。

德罗斯滕是 2003 年 SARS 病毒的共同发现者之一，且研发出了 SARS 病毒诊断方法。他在北德广播的一档播客节目采访中作出上述表示。

世卫组织派出国际代表团赴华考察后总结指出，中国大量采取的停工停课和隔离等措施是使得其国内新确诊感染者增速趋缓和下降的最关键原因。针对疫情快速发展中的德国，主持人问道，其是否也应该考虑采取封锁某些地区或是暂时关闭幼儿园等措施。

他说，中国的疫情首先出现在武汉及周边地区，这是一个交通往来频密的大型都会区。在这种情况下，政府可以有效地执行此类封锁措施。他表示，自己无法明确指出这种做法是否可以照搬至德国的人口稠密地区。"从理论上说，在我们的社会体系中，照搬相同的措施是行不通的，因为我们的社会、制度、法律等与中国不同，但是我非常认同中国所采取的极其有针对性的措施，因为疫区位于大都市地区，因此很适合有针对性地遏制病毒传播。"

他强调，人们可以、而且也必须感谢中国政府，以及"十分无私和具有集体主义精神"的中国人民。他说，中国人全力配合和支持着这场战"疫"，并时而以不无乐观、幽默的方式在支持着政府。他提到了优兔网站上的一些视频，内容是父母带着孩子在家里从一个房间"旅游"至另一个房间。

"看到在这个困难时期的中国社会所发生的事情，真是令人心里很温暖。这是中国的广大民众共同完成的，不是什么'高压政策'强迫的。我相信这一切也不是谁能强迫得了的。"德罗斯滕表示，无论如何，我们需要对中国说声谢谢，"他们所付出的一切使得全球流行曲线的上升被推迟了大约一个月的时间"。

德罗斯滕亦提醒，中国所实现的抗疫成功对全球其他国家而言"只是延迟了问题的发展，而没有解决掉问题"。他表示，北半球现正进入温暖期，"我们现在应该努力将中国实现的成果也成为我们德国的目标，通过有针对性的、在德国社会可实施和可承受、经济上也可行的措施，从而在德国也实现这样的（疫情）延迟，哪怕仅延迟数周也是非常好的。"

全国一盘棋

1月20日，正在云南考察调研的习近平总书记对新冠肺炎疫情作出重要指示，"要把人民群众生命安全和身体健康放在第一位，制定周密方案，组织各方力量开展防控，采取切实有效措施，坚决遏制疫情蔓延势头"。

1月25日，大年初一，中南海怀仁堂。习近平总书记和其他六位中共中央政治局常委坐在一起。"本来想是让大家过个好年。现在疫情形势紧急，不得不把大家召集起来，一起来研究部署这个问题。"习近平总书记表情凝重地说，"大年三十我夜不能寐。"

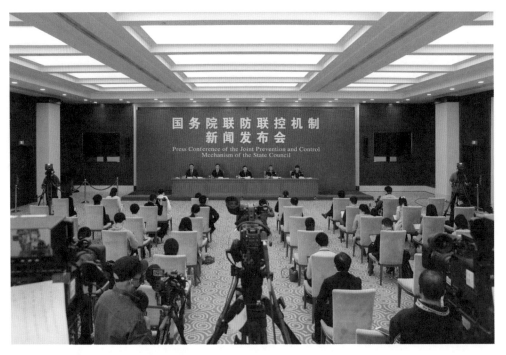

国务院联防联控机制新闻发布会现场

就是在这次会议上，中共中央作出一系列重大决定：

成立中央应对疫情工作领导小组，在中央政治局常委会领导下开展工作；向湖北等疫情严重地区派出指导组，推动有关地方全面加强防控一线工作；湖北省对所有患者进行集中隔离救治，对所有密切接触人员采取居家医学管理，对进出武汉人员实行严格管控；全力以赴救治感染患者，集中患者、集中专家、集中资源、集中救治……

"数字防疫"

"您好，我是武汉市新冠肺炎疫情防控指挥部的工作人员。请问你现在还有没有发烧、干咳、拉肚子等不舒服的情况呢？"

疫情暴发以来，智医助理电话机器人在各地应用，筛查摸排重点人群健康情况 4000 万人次，提高了防控措施的精准度，极大减轻了社区网格员的压力。

据不完全统计，已有浙江、安徽、湖北、江苏等 20 多个省份搭建各类"数字防疫系统"，实现科技战"疫"、精准防控。

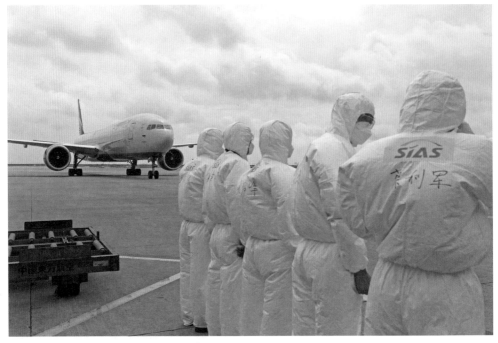

浦东机场的工作人员投身没有硝烟的抗疫战场

　　中共中央高度重视，习近平总书记亲自指挥、部署，中央政治局常委会、中央政治局召开 21 次会议研究决策。国务院联防联控机制投入运行，各地纷纷启动重大突发公共卫生事件一级响应，全国疫情信息发布机制迅速建立，实事求是、公开透明发布疫情信息，各党政军群机关和企事业单位紧急行动……

　　全国上下、各行各业紧急动员，全力投入不见硝烟的战场。

　　各地相继成立疫情防控工作领导小组：医卫部门做好病人诊治，地方落实人群排查，财政、经信、公安、交通运输等部门分头落实经费保障、物资调配、道路管制等工作，构筑起联防联控的铜墙铁壁。

　　面临物资供应不足问题，一场上下同心的后勤保障战全面打响：加紧建立重点企业生产临时调度制度，派出驻企特派员全力扩大国内生产；建立国家临时收储制度，组织多批企业通过技术改造扩能、增产、转产，对疫情防控重点保障企业给予税收、金融支持，有力保障全产业链协调运行；加快疏通物流"堵点"，保障生产所需原料运输畅通，为疫情防控物资入境开辟绿色通道；多部门建立快速联动工作机制，千方百计增加生活必需品供应；开辟食品、蔬菜、医疗物资等必需品绿色通道，撑起交通"生命线"；各地各有关企业对湖北省、对武汉市生活物资保障全力支持……山东的蔬菜、东北的大米、海南的水果，源源不断向武汉输送。"武汉人喜欢吃活鱼，在条件允许的情况下应多组织供应。"习近平总书记在武汉考察时特意叮嘱，把对人民群众的关怀落细落实。

工业和信息化部紧急动员各生产企业复工复产。针对武汉医用护目镜短缺问题，工业和信息化部从青岛紧急调拨 2 万副医用护目镜、5000 个医用隔离面罩，并于 1 月 27 日空运至武汉。2 月 29 日，全国口罩日产能、产量双双破亿，不到一个月产量增长十几倍。医用 N95 口罩日产能、产量分别达到 196 万只、166 万只，医用防护服从日产 0.87 万件跃升至超过 30 万件，一线医护人员防护需要得到有效解决。

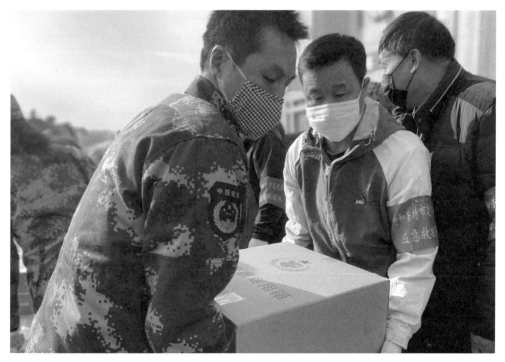

呼和浩特军地携手，为湖北一线医护人员捐赠 108 万元抗疫物资。

1月29日，应急管理部会同国家粮食和物资储备局向湖北省紧急组织调拨3000顶帐篷、2万床棉被、2万件棉大衣等中央救灾物资，支持地方设置基层疫情防控站点。

国家发展改革委协调相关企业加大湖北省和武汉市米面油肉生产供应力度，全力保障人民群众正常基本生活。

农业农村部组织广西百色、海南三亚等生产基地与武汉实行点对点保供。

商务部协调湖北、安徽、江西、山东、河南、湖南、广东、广西、重庆等9省份共建联保联供机制，促进湖北与周边及主产地区生活必需品供需高效衔接。湖北特别是武汉紧缺什么、需要什么，有条件的省区市会在第一时间对接，协调组织货源，跨区调运湖北。

全国海关在各口岸设立专门受理窗口和绿色通道，对进口疫情防控物资实施快速验放。

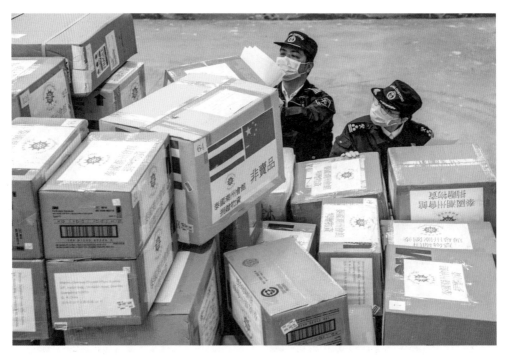

汕头海关对境外捐赠防疫物资进行清点

12 小时，20 位志愿者，30 万只口罩

"一晚上 12 个小时，我们 20 位志愿者生产了 30 万只口罩！"这几天，位于上海松江区车墩镇的一家口罩厂来了一群特殊的"打工仔""打工妹"。外企财务总监、全国三八红旗手、创业者、大学生、听障人士……他们身份各异，从上海各地驱车几十公里志愿前来，不眠不休 12 个小时，只为在口罩厂当一名"临时工"。

晚上 7 时，点名，接受培训，穿上一次性防护服、鞋套，戴上帽子、耳塞，20 名志愿者与其他工人一起走进车间，一股闷热的气流和机器的轰鸣声迎面扑来。12 小时的工作从这一刻开始了。

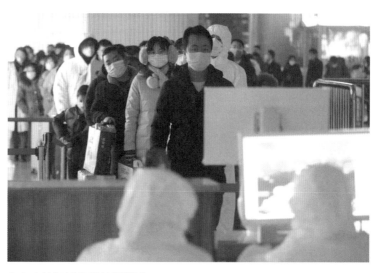

南京南站智能体温检测通道

"疫情当头，口罩是当下最紧缺的物资之一。机器不停，人也不停！"生产车间内，每一台机器都开足马力，以每分钟约50个口罩的速度满负荷生产。

10个一叠、50个一摞、5000个一箱，流水线上，志愿者们紧跟节奏，完成每一个口罩的质量筛检、装箱、封箱等工作。

这是一场紧急驰援的志愿行动。春节期间，位于上海松江区的美迪康医用材料(上海)有限公司需要紧急赶制一批口罩物资，由于工人尚未复工，人手紧缺。这一消息被上海一家公益组织知道后，该组织负责人周蓉主动联系了厂家，建议发动志愿者，支援夜间生产线。

令人没想到的是，招募信息通过公众号和相关志愿者网站发布后，报名微信群很快就"爆"了，近300人"挤"进群里，每晚20个志愿者的名额很快被一抢而空。

报名踊跃度出乎预料，周蓉与工厂商量决定，让符合条件的志愿者们轮班，在1月29日至2月9日期间，支援每晚7时到次日早晨7时的夜间生产工作。

依然有不少人"不请自来"！1月31日晚上，一对从上海宝山区顾村自驾100多公里赶来的退休夫妇，并不在名单之上。老人家开口就说了三句话："春节没出过上海。我们身体很好。你们对年龄没要求吧？"

"特别感动，也很不忍心劝退！"周蓉说，由于前期对志愿者的筛选工作非常严格，需要身体健康、近期没有出过本市的，并会提前为他们购买保险。因此，她还是不得不"硬起心肠"，劝说名单外的志愿者回家。

"每35分钟生产1400个，12小时生产28800个。"48岁的志愿者孙剑一边工作一边在心里默默计算。持续奋战一整夜，鲜有人留意到，他其实是一位听障人士。"我只是想尽自己的一份力，希望这场疫情快点结束！"孙剑说。

12小时后，20位志愿者"临时工"向工厂清点交付了30万个口罩。实际上，这是一场"白加黑"的志愿行动。

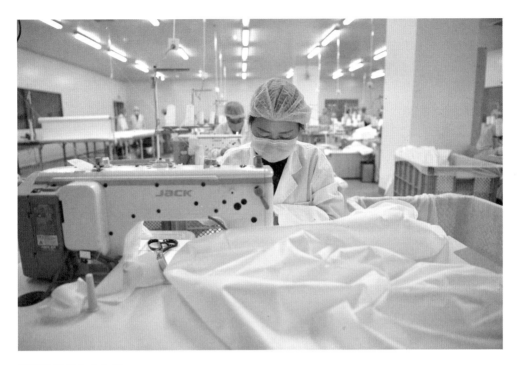

医用防护服生产车间

　　交通运输部、国家邮政局和中国邮政集团公司联合印发紧急通知，明确对执行应急物资运输任务的邮政、快递车辆落实"不停车、不检查、不收费"政策，保障车辆优先便捷通行。

　　中央企业也第一时间行动，在医疗、物资、交通、保障等各方面提供了有力保障。兵器工业集团北化研究院集团新华公司员工每天工作10多个小时，将防控口罩的日生产能力提升至原来的2.5倍。中粮集团中粮生物科技调整医用酒精生产，24小时不停工全力保障供应，日产能从700吨上调到1000吨。中国石油、中国石化、中国海油、中化集团四家石油央企5万多座加油站正常营业，湖北境内的2600多座加油站24小时"不打烊"，全力保障油气供应。国药集团等涉医药央企攻坚克难，加快新冠肺炎防治药物科研攻关……

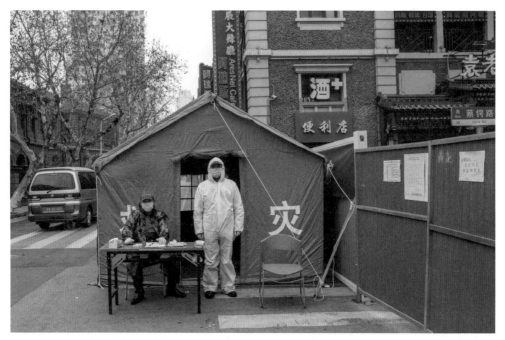

社区街道是群防群控的"第一道关口"。街道入口封闭，社区志愿者做好防护和登记工作。

　　中国科研人员争分夺秒，夜以继日，在较短时间内分离出新冠病毒，研制出核酸检测试剂盒，筛选出有效药物和诊疗方法，并积极主动与国际社会开展交流合作，为全世界防控疫情赢得了宝贵时间。负责抗体筛选的中国科学院微生物研究所研究员严景华说："没有哪次新发突发传染病疫情的科研攻关，像这次一样压力巨大！工作进度以小时、分钟计。"

　　"新冠肺炎疫情防控工作是一场人民战争，要相信群众、发动群众，充分发挥社区在疫情防控工作中的'阻击作用'。"习近平总书记说。基层一线工作者昼夜坚守，社区封闭、站岗值守、政策宣传、防疫消杀……在武汉，3300多个社区、村湾实行封闭管理，1.2万名网格员承担起疫情统计、代购搬运等各项职责；在湖北，全省累计排查核查1315万余人次，累计追踪密切接触者27.4万余人，转运收治确诊患者、疑似患者、发热患者、密切接触者等"四类人员"8.2万余人次；在全国，400多万名城乡社区工作者严防死守，不断织密65万个城乡社区防控网，亿万人民主动配合，连接起坚不可摧的战"疫"长城。

还有数不清的志愿者……穿上红马甲、拉起小推车，帮居民把生活物资一趟一趟往回搬……截至4月底，全国各地开展疫情防控志愿服务项目超过29.8万个，参与疫情防控的注册志愿者达584万人，记录志愿服务时间达1.97亿小时。

全国一盘棋，上下一心，全民齐战"疫"。"中国的动员在全球公共卫生史上是前所未有的。"美国中国问题专家罗伯特·库恩如是说。世卫组织总干事谭德塞感叹："我一生从未见过这样的动员。"

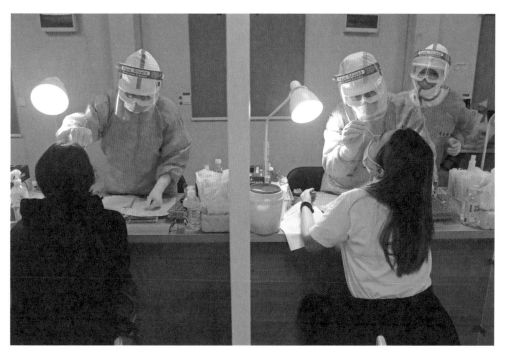

咽拭子测试

世卫组织助理总干事：
每个人都跟我说不能学中国，我就反问一个问题……

3月1日，世卫组织助理总干事布鲁斯·艾尔沃德接受了美国 Vox 新闻网记者茉莉亚·贝鲁兹的采访。布鲁斯·艾尔沃德表示，自我从中国回来之后，每个跟我谈话的人一上来都说："我们不能像中国那样封锁一个1500万人口的城市。"我就问："首先，你为什么有这个想法？你们当地民众知道关于病毒的一二三吗？"结果我发现他们连最基础的工作都没有做。

中国做出大规模隔离的决定，是为保护中国和世界其他国家和地区

茉莉亚·贝鲁兹：世界卫生组织一直建议世界各国在抗击疫情问题上应该效法中国，但你知道，有批评人士担心中国应对新冠肺炎疫情的措施，尤其是交通管制和卫生防疫线会限制人们的行动自由。你对此有何回应？

布鲁斯·艾尔沃德：我认为人们没有对中国给予足够的关注。中国各省应对疫情最主要的措施是发现病例、追踪接触人群、暂停公共集会等，在世界任何地方它们都是管控疾病传播的通用措施。

人们所说的交通管制等，通常反映出武汉等地的情况，武汉是最早发现病毒的城市。中国做出大规模隔离的决定，是为了保护中国和世界其他国家和地区。

现在，中国正试图重启经济。如果亿万人民被困在家里，火车停运，工厂停工，经济就没法重启。所以，他们一方面要复产复工，另一方面也做好系统性准备，确保快速检测和快速响应。

他们绝不愿看到武汉的情况在其他地方重演，事实上也的确没有。湖北是第一个疫情集中暴发的地区，其他各省则避免了这种情况。不但避免，而且还扭转了疫情扩散的趋势。

最关键的是要学习中国的速度

茉莉亚·贝鲁兹：好的，也就是说中国阻止病毒传播的大多数措施，都是广为人们所接受的传统公共卫生措施，只有个别情况才采取了严厉的措施。中国政策工具箱里最有效的东西是什么？

布鲁斯·艾尔沃德：我认为最关键的是要学习中国的速度——一切都在于速度。寻找并隔离确诊病例以及追踪密切接触对象的速度越快，抗疫就越成功。

另一个重要的经验是，即使病毒已经在许多群集之间大量传播——现在人们看到某些国家不断恶化的情况说，"哦，天哪，该怎么办？"——中国告诉我们，只要稳定下来，撸起袖子，按部就班地去发现病例以及追踪接触对象，便必然能釜底抽薪地改变疫情形势，防止大规模感染以及脆弱人群的死亡。

那么，摆在我们面前的问题就成了：他们是怎么做到的，其中有多少是可复制的？自我从中国回来之后，每个跟我谈话的人一上来都说："我们不能像中国那样封锁一个 1500 万人口的城市。" 我就问："首先，你为什么有这个想法？你们当地民众知道关于病毒的一二三吗？"结果我发现他们最基础的工作都没有做。

所以，如果你想快速反应，首先你当地民众必须了解这种疾病。在西方社会，你可以随便找一些人来问，看他们知不知道要警惕哪两种症状。你觉得是哪两种？

逆行者，向死而生

危难中，武汉不是孤军作战。地、空大通道高速运转；4.2万余名医务工作者逆行出征；一批又一批救援物资驰援武汉；建设者们四面八方赶来，不辞昼夜，火速建成火神山、雷神山医院、方舱医院……

每一个普通人，在这场没有硝烟的战争中，都活出了英雄的模样。

有一种逆行，叫向死而生。

地、空大通道高速运转

从1月下旬开始，国家医疗队驰援武汉。与此同时，地、空大通道也高速运转，成为记录众志成城战"疫"的一个个生动画面。

正月初一，浙江、江苏省首批支援湖北医疗队近300人需乘高铁驰援武汉，国铁集团迅速安排医疗队从杭州、南京分乘高铁到合肥会合，再换乘前往武汉。在合肥南站中转时，52名铁路干部职工组成接应小组，及时转运医疗队随车携带的12吨医疗用品，仅40分钟就完成转运工作。

1月25日，送站亲友在铁路南京南站站台为医疗队队员打气加油。当日，首批江苏援湖北医疗队从南京集结出发，奔赴武汉。

高铁武汉站是医护人员、医疗物资集中到达最多的地方，来自全国各地三分之一以上医护人员、医疗物资经高铁运达武汉站，再中转至各大医院。

共产党员、值班站长贾青青为代表的33名高铁客运员组成的"头雁"党员突击队，平均每天要接车10多趟、转运医疗物资500多箱，最多的一天接车22趟。

从1月23日暂时关闭离汉通道到3月下旬，全国铁路累计运送援湖北医护及救援人员约400批约1.2万人；向湖北和武汉地区累计装运防控保障物资超过30万吨。

疫情肆虐，空中大通道从未停息，争分夺秒，昼夜不停。

1月23日至4月8日，武汉关闭离汉通道70余天，共有4400余架次飞机在这里紧急降落起飞，3.6万名援鄂医护人员驰援而来，超过了2008年汶川特大地震医疗救援的调动规模和速度。

各支医疗队从接到通知到组建完成一般不超过2个小时，从集结出发到抵达武汉、湖北一般不超过24小时。

"中方行动速度之快、规模之大，世所罕见。这是中国制度的优势，有关经验值得其他国家借鉴，相信中国采取的措施将有效控制并最终战胜疫情。"世界卫生组织总干事谭德塞由衷赞叹。

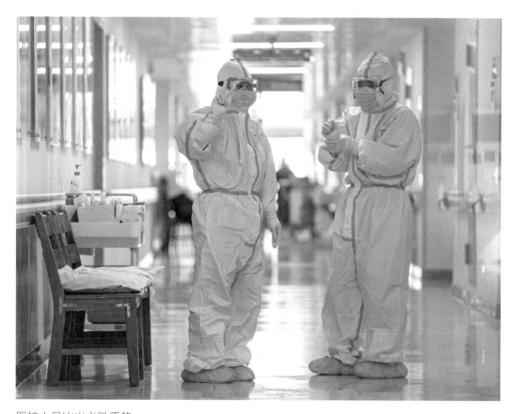

医护人员比出必胜手势

武汉天河机场飞行日志上记录的瞬间

在武汉天河机场的飞行日志上，记录了这几个瞬间：

——2 月 9 日，41 架包机运送近 6000 名医护人员驰援武汉，创下迎接运输保障医疗队人数最多的一天；

——2 月 13 日，国产运-20 等 3 个型号 11 架军用运输机，满载着人员和物资抵达，这是空军首次成体系大规模出动现役大中型运输机执行紧急大空运任务；

——3 月 31 日，51 架包机从这里起飞，接运 7000 余名援鄂医疗队医护人员返程，创下民航执行的最大规模医疗队撤离任务纪录。

悬壶入荆楚，白衣做战袍

1 月 24 日，除夕夜，人民解放军闻令而动。

年夜的饭菜刚上齐，上海市第六人民医院重症医学科副主任医师汪伟接到电话："今晚 8 点半到医院集合，出发去武汉。"

几乎是同时——

西安，空军军医大学西京医院神经外科副主任医师胡世颉给父亲发去一条信息："爸，我被抽调武汉抗病毒去了。"

广州，17 年前曾参与抗击非典的广州医科大学附属第一医院急诊科护士长彭红赶赴机场。

重庆，陆军军医大学第二附属医院宋彩萍在组织护士查房时，接到了出征武汉的命令。"疫情不等人，军人就该在战场冲锋！"从临危受命到整装待发，只有 4 个小时准备时间。安置好所负责的病人后，宋彩萍急忙赶回家准备行装。时间紧迫，甚至来不及吃上一口摆上桌的年夜饭。临别时，16 岁的儿子紧紧地把她搂在怀里。

……

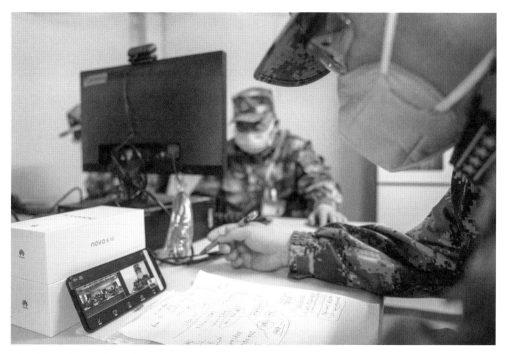

就西安一例 86 岁危重症新冠肺炎患者的病例，空军军医大学与武汉火神山医院专家通过 5G 进行远程视频会诊。

当晚，450 名首批支援湖北医疗队队员搭乘军用运输机飞赴武汉，在茫茫夜色中抵达武汉天河机场，投入到紧张的医疗救治工作中。

悬壶入荆楚，白衣做战袍。新中国成立以来规模最大的一次医疗力量调遣就此启动。

1 月 26 日，大年初二，北京六家医院抽调重症医学科、呼吸科、医院感染科专家组建的 121 人国家援鄂医疗队向武汉进发；

2 月 9 日，武汉天河机场，来自辽宁、上海、天津、河北、山西、江苏、浙江、广东、四川、山东、河南、福建等地的医疗队人员 5787 人，来自各地的 328.1 吨防疫物资，自凌晨 1 时 50 分最早一架包机落地，一直到深夜 23 时 50 分，昼夜不息、驰援湖北；

……

　　望着一批批医疗队员们走下飞机时坚定的眼神，天河机场运行指挥中心应急办公室副主任李俊热泪盈眶："武汉，有救了！"

　　全国346支援鄂医疗队、4.2万多名医护人员尽锐出征，其中重症、感染、呼吸等专业超过1.6万人，与湖北和武汉同仁并肩战"疫"，点亮生命之光。

　　更有钟南山、李兰娟、王辰、张伯礼、陈薇、黄璐琦、仝小林……院士"逆行团"冲在了防疫最前线，为疫情防控和医疗救治贡献智慧。

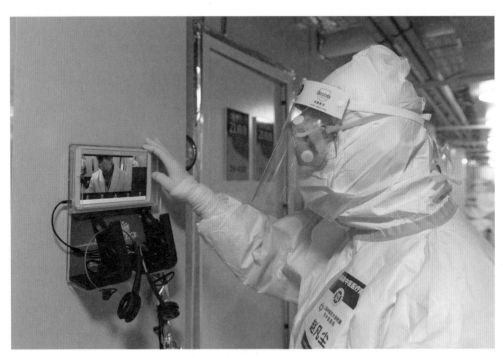

通过视频会诊系统，"红区"内的医护人员和后方医生沟通患者诊疗方案。

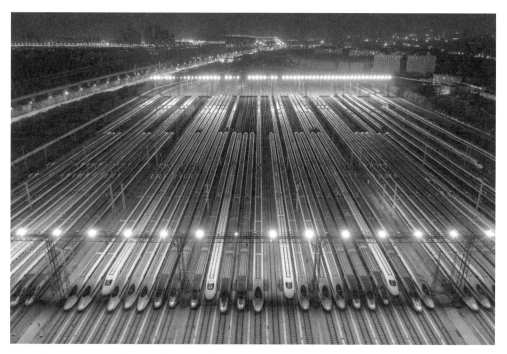

2020 年 4 月 8 日零时，武汉市正式解除离汉离鄂通道管控措施，高铁动车组蓄势待发。

 武汉站运转从未停歇

4 月 18 日，距离武汉"解封"已过去 10 天。晚上 7 点，列车长辛佳乐登上武汉开往漯河的 G554 次高铁。1 月 23 日武汉关闭离汉通道当天，他值乘的就是这趟车。

辛佳乐在列车上工作了 7 年，每年春运，看到的是满载的车厢，感受着乘客们踏上返乡路途的喜悦。而今年，他第一次面对空无一人的车站。

"虽然 70 多天没有普通旅客出行，但武汉站运转从未停歇，来自全国各地的人员、物资源源不断汇聚武汉，全国人民和湖北、武汉人民一起，共同打响疫情防控阻击战。"辛佳乐说。

一封请战书：若有战，召必回，战必胜！

1月23日，一张请战书在网上热传，这是曾在2003年赴小汤山参与抗击"非典"的南方医院医护人员请战新型肺炎的请战书。

请战书中有这样的表述：我们是2003年奉命赴北京小汤山抗击"非典"的南方医院医疗队队员，当年为全国抗击"非典"做出了应有的贡献，同时做到了医务人员"零感染"。17年后的今天，当全国人民正面对新冠状病毒的肆虐，作为一支有丰富经验、战胜过"非典"的英雄集体，我们更是责无旁贷！……在此，我们积极请战：若有战，召必回，战必胜！

请战书的下方，有20余名医护人员签字并按了手印。

四面八方赶来的建设者

1月23日晚，当年抗击非典建设北京小汤山医院的设计方接到武汉市城乡建设局急建医院的求助电话。1小时后，修订完善的图纸送达武汉市城乡建设局备用；不到24小时，两地设计院联手形成完整图纸。

除夕夜，火神山医院破土开建；3天后，雷神山医院工程火线上马。

一夜之间，昔日荒凉的空地，成为如火如荼的工地。

除夕夜，43岁的武汉市江夏区农民工胡晓红正和家人一起吃年夜饭。一个火神山医院建设工地急需工人的电话打来，她扔下筷子就往工地跑。

告别家人，日夜兼程。河南太康县兰子陈村5名"90后"小伙结伴而来；湖北红安向家一门五兄弟自驾赶来；多地父子夫妻齐上阵……

来自全国各地的建设者们，吃住在滩涂坡地。亿万网友当起了"云监工"。

城市的两片郊野，彻夜如同白昼。

仅除夕当天，遍布藕塘、土堆的5万多平方米场地全部平整，开挖土方15万立方米，足以填满57个标准游泳池。

——约10个昼夜，火神山、雷神山医院相继建成；

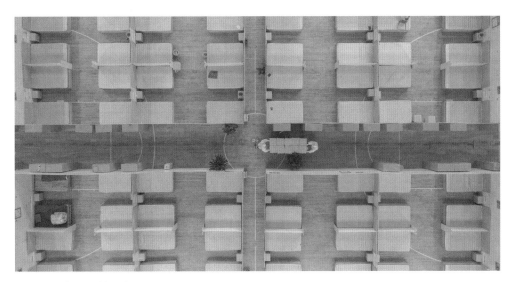

武汉体育中心方舱医院

——29个小时，首批有4000张床位的方舱医院改建完成，开舱收治病人；

——一个月内，武汉市改建16家方舱医院，改造86家定点医院，新增6万多张床位，相当于新增60多家三级医院的床位数……

从"人等床"到"床等人"的重大转变，离不开7万多名建筑工人不舍昼夜为疫情防控构筑起的生命屏障。

 ### "疫情不除，我不回家"

"国家有难，我们不能袖手旁观。支援武汉火神山医院建设，敢不敢去？"1月26日晚，在山东潍坊昌乐县的一个建筑微信群里，38岁的刘刚发起了倡议，他第一个报名，号召大家一起支援武汉。短短十几分钟，有4人响应报名，就这样，一支主动请战的5人小队成立了。

1月27日上午，在办理好体温检测证明、疫情防控特别通行证之后，他们5人开着私家车赶赴武汉，支援火神山医院建设。

　　临行前，刘刚和孙志远如实向家人说明了情况，得到了家人的支持；而田志阳、臧涛和林大才选择了瞒着家人。"我就跟媳妇说，我要出趟差，过几天就回来。家里还有老母亲，我根本没敢提，就怕她问东问西。"田志阳说。"我要是跟我女朋友说去武汉，她肯定不同意，所以我就没告诉她。"臧涛说。

　　"到疫区，你们怕不怕？"别人问。

　　"既然敢来就不怕！"5人回答。

　　"我来之前偷偷写了遗嘱，就是如果我有个万一，就让我儿子朝着武汉的方向磕个头就行，不用为我难过。"田志阳说，临行前，他已经把银行卡、车钥匙等给妻子交代好了。

　　听了田志阳的话，队友们都拿他调侃起来。但田志阳认真地说："我真是这么想的，出来就是抱着拼死的决心和必胜的信心，疫情不除，我不回家。"

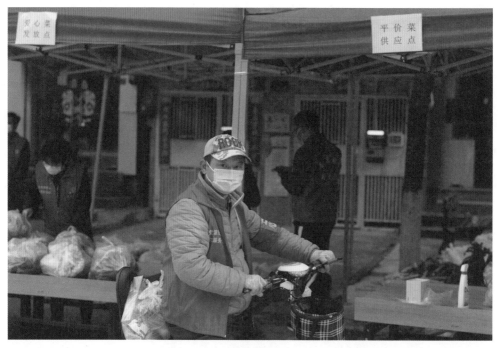

2020年3月10日，在东湖新城社区生活物资集中配送点，社区志愿者把爱心菜和生活物资为居民送上门。

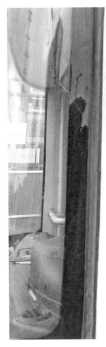
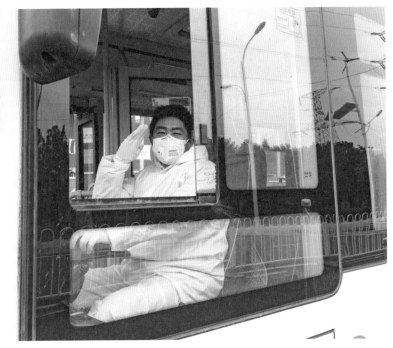

接送广东医疗队医护人员往返酒店与医院的班车司机宋卫东，每天行程近 160 公里。

英雄模样的普通人

汪勇，武汉一名普通的"80后"快递员。疫情期间，他偶然加入了一个医护人员车辆需求微信群。当看到群里一名金银潭医院的护士求助说"回不了家"，汪勇难以入眠。

第二天早上 6 点，他瞒着家人，准时出现在医院门口。

"我做这件事的初衷很简单，一天接送一个医护人员，可以为她们节省 4 个小时，接送 100 个就是 400 小时。400 个小时，他们能救多少人啊！"

从一个人接送到发展一个团队，汪勇组建了志愿团队，服务内容也越来越多：免费接送，协调防护物资，采购生活用品，解决医务人员的吃饭以及修眼镜、修手机等各种棘手琐事……

点滴微光，汇聚璀璨星河。在这场疫情防控战争中，每一个普通人，都活出了英雄的模样。坚守一线的基层干部、公安民警、社区工作者、志愿者……他们送饭送物资，入户送爱心，筑起守护生命的坚强防线。

——武汉市江岸区惠民苑社区网格员丰枫日日为社区群众采买药品，数十个药袋挂满全身；

——武汉市公安局神龙派出所民警肖利军细心守护着社区里的64位独居老人，每晚都到独居老人家里走访；

——46岁的武汉经济技术开发区环卫女工朱连芳主动请缨，进入新冠肺炎定点医院协和西院进行保洁消毒工作……

——武汉市民朱伟和王紫懿、王震、李文建、杨学彬这群普通市民，组成"W大武汉紧急救援队"，24小时机动待命，志愿接送缺乏交通工具去医院的待产孕妇。41位留守孕妇在这群"新生命摆渡人"的帮助下，到达医院顺利生产。

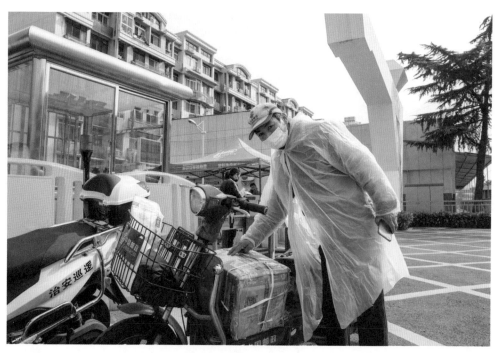

武汉体育学院门口，中国邮政快递员涂光明正在派件。

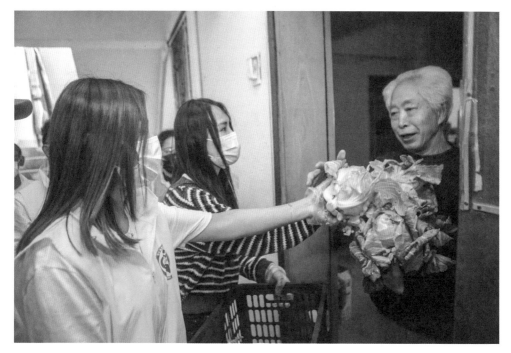

新芽公益队员和社区志愿者一起把蔬菜分发给社区高龄老人、贫困户、精准扶贫户和低保户。

——陕西省眉县职业教育中心一名 18 岁的学生朱如归，在大年三十吃完年夜饭，便瞒着家人，乘火车、搭汽车、转步行，只身前往千里之外的湖北孝昌，在当地医院隔离病区担任志愿者。这趟湖北行，只因钟南山院士的逆行——"他劝大家尽量不要去武汉，但他自己却向着武汉逆行。""84 岁的老人都能战斗在抗疫前线，年轻人凭什么龟缩在后面？"

一双双手扛起重担，一份份爱接力传递，汇聚起战无不胜的抗疫力量。

为医护人员供餐

　　1月25日凌晨4:47,身处全国疫情最严重的区域,邱贝文和数以千万的武汉人一样辗转难眠。她终于做出一个艰难的决定——发出一条朋友圈,称自己经营的餐厅可以为更多的武汉医护人员提供餐食。

　　其实,从1月23日武汉封城那天起,她已经为附近的几家医院送了好几天的饭菜。

　　邱贝文和她的丈夫所经营的餐厅"捌号仓库"位于武汉市黄陂区,在武汉天河机场附近。本来是以海鲜烧烤为主打的小餐厅,在封城期间经营的项目变成了炒菜、盒饭。餐厅离武汉集中收治肺炎患者的几间大医院距离都不算近,即使这样,邱贝文还是决意将配送范围扩大到整个武汉市区。

　　"我们是要收费的,但是我们一分钱都不赚。"她说,"定价是15元,两荤一素。我们不能在这个时候赚钱,但是我一定要收费,因为我们是小本生意,只有存活下来才能帮助更多的人。"

　　邱贝文压力也很大——她今年28岁,是一个孩子的妈妈,家里也有老人要照顾,动员全家的力量去做这样一件事需要比她这个年龄段的单身年轻人承担更多的责任。

　　"也正是我有孩子,所以我才想做这些事情。因为如果连到我们武汉来支援的一线医务人员的餐食都不能保障,这个疫情会越来越严重。"她说。

　　邱贝文和她的丈夫经营餐饮行业已经有些年头,家里有送餐的面包车,之前也提供过配送服务。在1月26日武汉实行私家车管制之前,邱贝文和弟弟妹妹们自己开车为医务工作者送餐。

　　也正是这段时间,她更直观地感受到了生命的分量。她说,大部分医务工作者都会让她把餐食放在医院大门口,他们自己来取,就是为了减少和她的接触。

火线上的中流砥柱

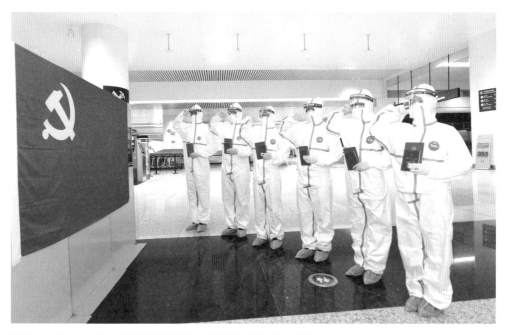

2020 年 3 月 19 日，武汉天河机场 6 名海关关员火线入党。

"我是共产党员，让我去！"

一批又一批医疗队员主动请战、火线集结，从四面八方驰援武汉。他们中，有经历过抗击"非典"、埃博拉病毒的老党员，也有刚刚写下入党申请书的"90 后"。

战"疫"伊始，习近平总书记向各级党组织和广大党员干部发出号令："不忘初心、牢记使命""让党旗在疫情防控斗争第一线高高飘扬"。

中共中央印发《关于加强党的领导、为打赢疫情防控阻击战提供坚强政治保证的通知》。

960 多万平方公里的土地上，460 多万个基层党组织筑起坚实堡垒。在抗击疫情的最前沿，广大党员冲锋在前、迎难而上，发挥火线上的中流砥柱作用。

3 月 2 日，一场特殊的入党宣誓仪式在广州、武汉两地举行。

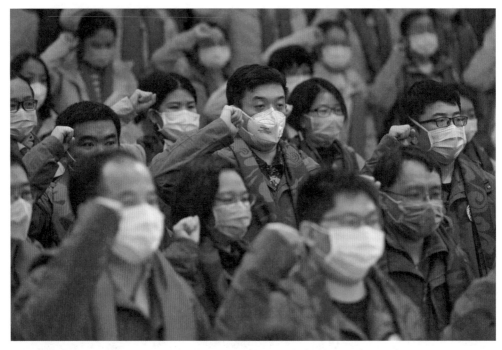

广东医疗队驰援武汉誓师

通过视频，有 55 年党龄的钟南山院士对火线入党的前线护士李颖贤说："现在正是需要共产党员站出来的时候，我在你平凡的工作中看到了伟大。"

关键时刻冲得上去，危难关头豁得出来。在这场生与死的大考面前，全国共有 44 万人递交入党申请书。

在抗疫一线，共建立临时党组织 24.4 万个；有 396 名党员、干部因公殉职（牺牲）。

"随时准备为党和人民牺牲一切"的铮铮誓言响彻神州，鲜红的党旗高高飘扬在抗击疫情的第一线。

"关键时刻冲得上去、危难关头豁得出来，才是真正的共产党人。"共产党员、院长、医生，是武汉市金银潭医院院长张定宇的三重身份。"无论哪个身份，在这非常时期、危急时刻，都没理由退半步，必须坚决顶上去！"张定宇说。武汉金银潭医院 240 多名党员，没有一个人迟疑、退缩，全部坚守在急难险重岗位。

新冠肺炎疫情笼罩下的武汉，哪里最危险、哪里任务最繁重，哪里就有共产党员的身影。

"广东省组建支援医疗队之前，我们几个'老兵'就写了'请战书'。"南方医院肝脏肿瘤中心主任、共产党员郭亚兵说，"这种时刻，党员就是'战士'，冲锋在前责无旁贷。"

"我只想尽快让病人有呼吸，没时间考虑自己面临多大风险。"东南大学附属中大医院重症医学科副主任医师、共产党员潘纯的话掷地有声。

一个个共产党员身先士卒，一个个临时党支部成为战"疫"红色堡垒。

来到武汉，郭亚兵总是冲在第一个：病房里的第一个班，第一个进隔离病房，第一个带头处理院感隐患……

"党员就是火种，在这里，我们一样能发挥自己的作用。"48岁的刘海艳是武汉新华街循礼社区党委书记，确诊后住进方舱医院，她有了一个新身份——江汉方舱医院病患临时党支部书记。

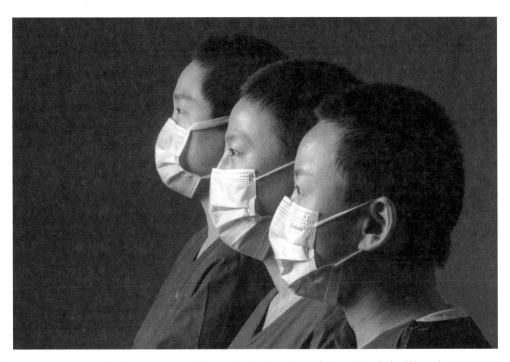

2020年3月1日，陕西援汉医疗队队员在出征前都剪了短发，以降低病毒感染风险。

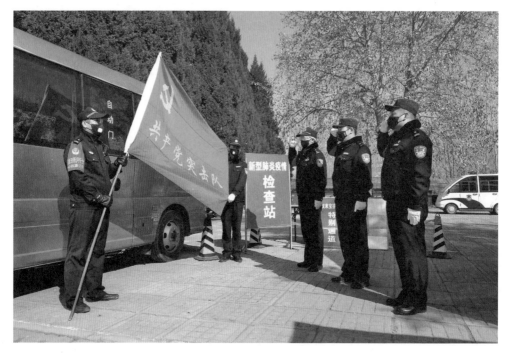

党员战斗在抗疫一线

　　收集病友需求、分发药品食物……在舱内，这位"老书记"架起了医护人员与患者的桥梁。

　　与时间赛跑，与病魔较量。医护人员以一抵十，长时间高强度工作。有护士为患者托举氧气面罩一个多小时，有医生查房时，站着就睡着了。

　　一张张口罩勒出伤痕的脸庞，一件件汗水浸透的衣服……在这场可歌可泣的战斗中，4万多名"白衣战士"与湖北医务人员并肩作战，给生命以最强劲的守护！

　　湖北全省有10995家机关企事业单位包保联系27345个社区（村），58万余名党员干部下沉社区（村），坚决守紧筑牢社区第一道防线。

　　一方有难，八方支援。党中央号召共产党员自愿捐款支持疫情防控工作。2月26日，习近平等中共中央政治局常委同志为支持新冠肺炎疫情防控工作捐款。其他党和国家领导同志，以及从领导职务上退下来的老同志也带头捐款。党员捐款号召发出后不久，全国共有7955.9万名党员自愿捐款83.6亿元。

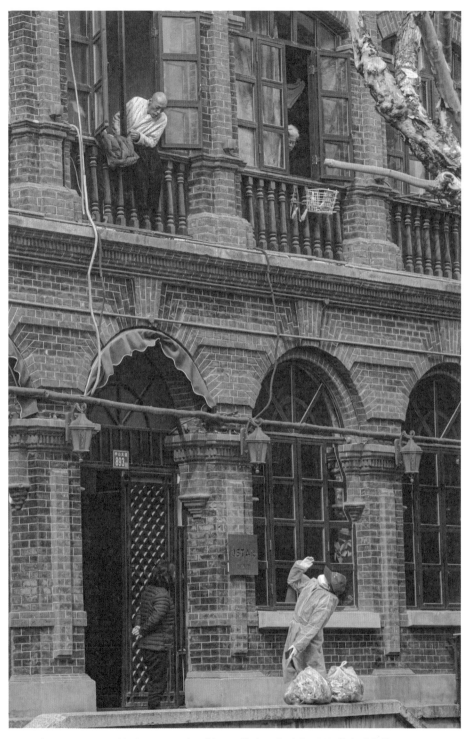

2020 年 3 月 2 日，武汉汉口一元路，社区工作人员为老年居民送去爱心菜。

"这个时候我们党员不冲上去谁冲上去？"

张正林是中建三局总承包公司火神山医院项目经理，也是工地党员突击队队长。

"这个时候我们党员不冲上去谁冲上去？"1月27日21时，张正林踩着泥水从混凝土搅拌施工场地走来，一张口，嗓音沙哑。在他身后，火神山医院建设工地灯火通明，上百台吊车、上千名工人正在奋战。

"实现'火神山速度'，靠的是一支擅打硬仗、能打胜仗的队伍，而这支队伍的核心就是党员突击队。"施工现场，张正林哑着嗓子说，从1月25日项目上成立党员突击队以来，陆陆续续已经有300多名党员加入。这些队员是工地上真正的"拼命三郎"，他们按照工种分成8个小组，24小时鏖战，不仅承担了大部分调度协调和指挥工作，还与劳务工人一起下场干活，掀起了一轮抢工热潮。

1月25日下午，张正林带着128名党员建设工人在党旗下郑重宣誓，组建党员突击队，将不忘初心、牢记使命，发挥党员模范带头作用，勇担重任，保质保量完成建设任务。

"我们好像浑身有使不完的劲儿！"张正林说，他面容有些疲惫，但布满血丝的双眼依然有神。

在党员突击队带领下，火神山医院项目施工进展神速：不到48小时，先期到达的200多名建筑工人挖出了20万立方米土方，完成了场地整平和碎石黄沙回填。

火神山医院的建设是一场大会战：中国电信仅用12个小时完成千兆光纤网络远程会诊应用系统建设，保证了解放军总医院医疗能力快速服务火神山医院；中国中铁用23个小时，完成了医学技术楼主体钢桁架的现场拼装……

多路建设大军同心勠力，火神山医院一天一个样，一小时一个样。

众志成城，无往不胜。

那些以身殉职的英雄

在武汉六角亭街民意社区，一张依旧摆放着大量疫情防控表格的桌子，再也等不到它的主人。

武汉疫情防控工作最艰难、最危险的时候，民意社区接到辖区居民的紧急求救电话：一名疑似患者病情加重！

当时，专业救护车辆满负荷运转，无法在短时间内及时转运。没有公交车，也没有出租车，时任社区党委委员、居委会副主任的廖建军借来轮椅，把病人推着送到医院。

一直冲在社区战"疫"一线的他，不幸感染新冠肺炎。2月4日，廖建军经抢救无效以身殉职。

还有很多可歌可泣的名字：武汉市民警吴涌、南京市辅警袁剑雄、白衣天使刘智明、李文亮、夏思思、彭银华……

面对当时未知的病毒，他们没有退缩，反而迎难而上，用血肉之躯构筑起守护生命的第一道防线。

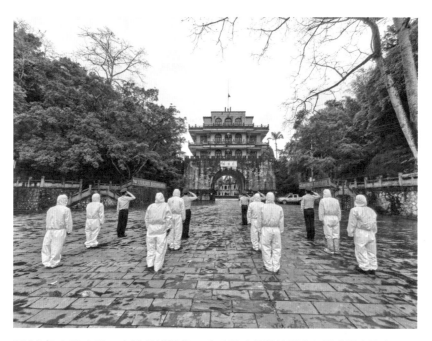

2020年4月4日，友谊关城楼前，向疫情中牺牲的烈士和逝世同胞致哀。

不放弃每一个生命

————

"早发现、早报告、早隔离、早治疗";

"把提高收治率和治愈率、降低感染率和病亡率作为突出任务来抓";

"要采取更加有力的措施,尽快增加医疗机构床位,用好方舱医院,通过征用宾馆、培训中心等增加隔离床位,尽最大努力收治病患者";

……

时刻关注前线战事,习近平总书记一次次给出明确指示。

在全国范围内调集最优秀的医生、最先进的设备、最急需的资源,全力以赴投入疫病救治,坚持中西医结合,救治费用全部由国家承担,最大程度提高了治愈率、降低了病亡率。这是人民至上、生命至上的中国理念。保护人民生命安全和身体健康,可以不惜一切代价。

抓住疫情防控的关键节点,中共中央审时度势科学研判,采取果断有力措施,不断完善诊疗方案,全力以赴救治患者。

从1月15日国家卫健委发布第一版新冠肺炎诊疗方案,到"国家版"诊疗方案更新至第七版,多语种的中国诊疗和防控方案及时分享给了全球180个国家、10多个国际和地区组织。

一个个"方舱",创造了抗击疫情的中国经验,托起了承载希望的"生命方舟"。医学界权威学术刊物《柳叶刀》发表社论说,中国建造的方舱医院对于缓解医疗卫生系统所承受的巨大压力至关重要。

全程引入中医药抗疫,封住轻症滑向重症的大门。全国4900余名中医药人员驰援湖北,筛选出以"三药三方"为代表的中医药帮助了全国各地超7.4万名确诊患者,有效率达到90%以上。

重症和危重症患者,是全部战"疫"中最难攻克的"娄山关、腊子口"。

"人民生命重于泰山!只要是为了人民的生命负责,那么什么代价、什么后果都要担当。"习近平总书记的话掷地有声。不放弃每一个生命!——只

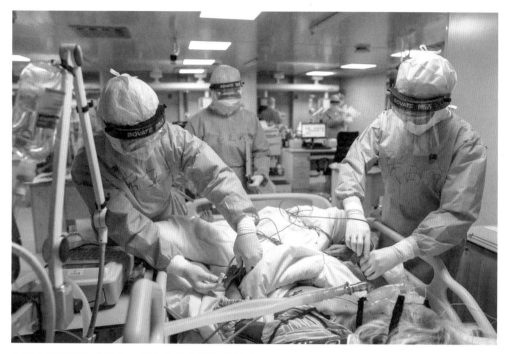

火神山医院重症监护室，医生为患者做体征检查。

要抢救有需要，任何药品、设备都尽力安排到位；多学科会诊，采取恢复期血浆、干细胞、单克隆抗体等先进治疗方式；从十几万元到上百万元，重症患者高额诊疗费医保依规报销……

中央指导组专家、东南大学附属中大医院副院长邱海波说，新冠病毒具有非常诡异、隐匿的特点，对重症救治来说，这是一次极大的挑战。"在最具挑战的现场，给病人最多的生命机会，这就是 ICU 医生的使命。"查房、救治、开展疑难危重和死亡病例讨论……他们穿梭巡查在武汉各个集中收治重症患者的传染病 ICU 病房，指导着"红区"战斗，几乎每天都在上演着从死亡一线"抢"生命的故事。

"三分治疗，七分护理"。为了打赢这场疫情阻击战，一大批护士从细处做起、从点滴入手，用专业化、精细化、科学化的护理方法对重症患者开展救治。

面对病情重、变化快、传染性强的危重症患者，华中科大同济医院呼吸与危重症学科护士长郑佳带领团队未雨绸缪、积极备战，强化培训、感控当先。从 2 月 10 到 3 月 30 日，通过专业的救治、精细的护理，郑佳和团队所在的 ICU 病区共收治 75 人，其中 4 名上了 ECMO 的患者成功脱机，12 名患者气管插管拔管……

疫情发生以来，中日友好医院共派出 5 批 153 名医疗队员驰援武汉。其中危重症护理团队由 80 名护士组成，承担 50 张床位的危重症患者救治和护理工作。

1 月下旬，对危重症病例分析评估发现，ECMO 可以为重症患者抢救赢得宝贵时间。"不惜代价，要让患者用上最好的设备。"习近平总书记的要求，化作彻夜不眠的行动。一方面，面向全球厂商紧急发出采购计划；一方面，从全国各地医院现有的 400 台机器中征调。不到 1 个月，湖北省集中机器 100 多台，其中约 80 台在武汉。

历时近百天，湖北重症及危重症病例从最高峰时的超万例实现了清零，总体治愈率达 94%，成功治愈

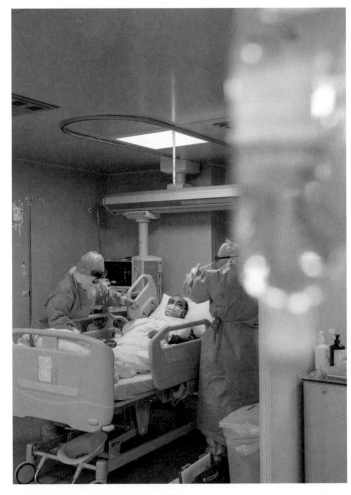

火神山医院里医护人员忙碌的身影

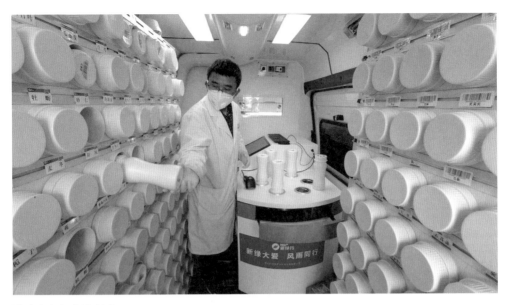

流动应急智能中药房

3600 余名 80 岁以上新冠肺炎患者，其中武汉市 80 岁以上高龄患者救治成功率近 70%。

4月26日，武汉在院新冠肺炎患者清零……医疗救治工作取得了重大胜利，经过 3 个多月的艰苦努力，中国本土疫情传播已基本阻断。

"患者激增，如何保护好医疗团队？""如果疫情卷土重来，医院管理方面有何经验分享？"……以色列阿什杜德医院相关负责人在视频交流会上这样问武汉市金银潭医院一线的医务人员。

加强源头控制、扩大检测范围、修建方舱医院、引入中医药治疗……在全球疫情肆虐之时，中国专家的一条条经验和建议被广泛采纳，为世界战胜疫情注入中国力量。

"要把医疗救治工作摆在第一位，在科学精准救治上下功夫，最大限度提高治愈率、降低病亡率。"

"要加快药物研发进程，坚持中西医结合、中西药并用。"

"尽最大可能阻止轻症患者向重症转化，切实提高治愈率。"

……

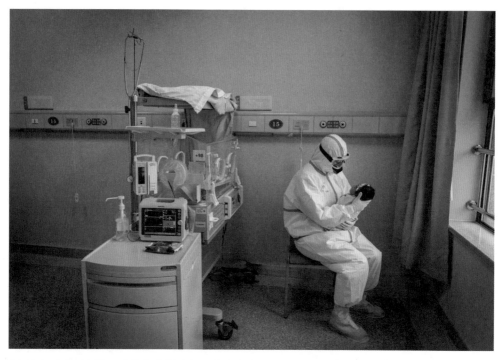

2020 年 3 月 16 日，武汉儿童医院新冠肺炎隔离病区，护师哄着患儿，当起了临时妈妈。

　　这些，都是面对突发疫情救治病人的中国经验。

　　"你们真正做到了救死扶伤、大爱无疆。"3 月 10 日，在武汉火神山医院指挥中心，习近平总书记同正在病区工作的医务人员代表视频连线，"你们是光明的使者、希望的使者，是最美的天使，是真正的英雄！党和人民感谢你们！"

　　他们以生命捍卫生命：

　　武昌医院院长刘智明直到住进重症监护室，念念不忘的还是病人收进了多少，感染防控达标了没有。为了不传染别人，他叮嘱同事"不要给我插管"……阴阳永隔，也在救治病人的妻子闻讯赶来，只能追着殡仪馆的车子，一遍遍哭喊挚爱的名字……

　　疫情发生后第一时间，参加过汶川抗震救灾、援非抗击埃博拉病毒的军队支援湖北医疗队队员吴亚玲毫不犹豫递交请战书，奔赴火神山医院。母亲突然辞世。噩耗传来，她只是默默流泪，朝着家的方向，深深鞠了三个躬，然后又回到病人身边。

84 岁的钟南山挤上高铁餐车，赶赴武汉。

73 岁的李兰娟每天只睡 3 小时，"疫情不退我不退。"

72 岁的张伯礼胆囊摘除手术后第三天就投入工作，只说了一句："肝胆相照，我把胆留在了这里。"

"广大医务人员奋不顾身、舍生忘死，这种高尚精神让我深受感动。"习近平总书记的话，发自肺腑。

那些除夕夜在请战书上按下的手印，那些口罩烙印在面颊的伤痕，那些防护服下被汗水浸透的脊背，那些偷偷写好又悄悄藏起的遗书……

"你们都穿着防护服，戴着口罩。我看不到你们的真实面貌。但是，你们在我心目中都是最可爱的人！"习近平总书记的话语，鼓舞着白衣战士。

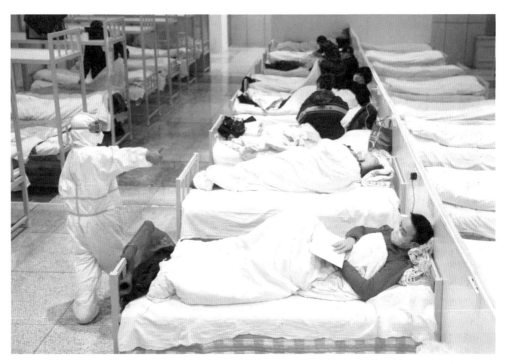

2020 年 2 月 5 日晚，一位入驻武汉国际会展中心方舱医院的患者在病床上看书，一旁经过的护士向他竖起大拇指。

江夏方舱医院:"零转重,零死亡,零感染"

4月16日,在武汉奋战80多天的中央指导组专家组成员、中国工程院院士、天津中医药大学校长张伯礼撤离武汉。临行前,他最挂念江夏方舱医院的"康友们"。

武汉江夏方舱医院,是首个国家中医医疗队接管的方舱医院,张伯礼任总顾问,北京中医医院院长刘清泉任院长。

564例患者中西医结合治疗"全覆盖",中医汤剂结合按摩、针灸、太极拳、八段锦……江夏方舱医院最终实现"零转重,零死亡,零感染"。

"根据世卫组织报告,全球轻症转重症比例约占13%。江夏方舱医院的实践表明,中医药的介入对整个中国疫情阻断和病例数下降、防止轻症向重症转变起到关键性作用。"张伯礼说,中西医结合救治,是中国方案的亮点,1万多名方舱医院患者普遍使用中药后,各个方舱医院的转重率基本在2%至5%左右。

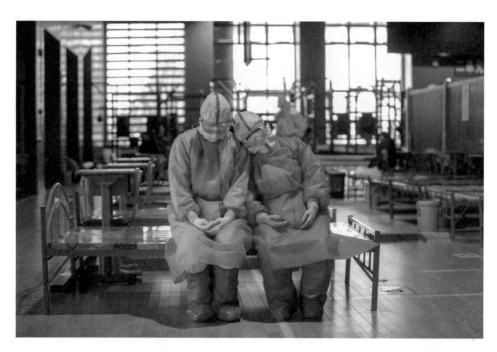

2020年3月10日,武汉武昌方舱医院,两名医疗队员等待患者出院时靠在一起休憩。

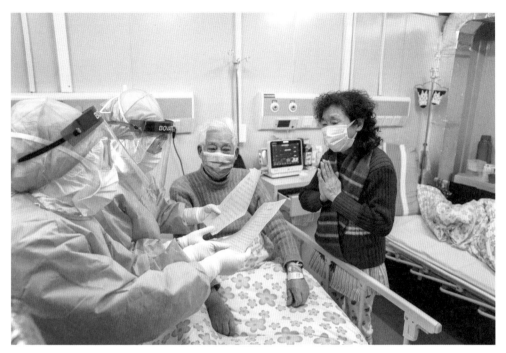

"家病房"护理模式，将夫妻患者安排在同一病房。

 ## "应收尽收，应治尽治"

"我很想见见当初救我的那些人！"4月16日下午，95岁的徐爷爷来到武汉市中医院汉阳分院，向两个多月前救治他的该院重症医学科副主任张军等人致谢。

张军说，徐爷爷入院时情况很严重，老人担心自己占用了医疗资源，甚至一度表示要放弃治疗。

"我们肯定不会放弃任何一位患者，应收尽收，应治尽治。"张军说，"尤其是这些老人，他们为建设国家做出很多贡献，我们更不能对他们不管不顾。"

法治是底线

疫情暴发后，依据相关法律规定，国家卫生健康委员会宣布将新型冠状病毒感染的肺炎纳入传染病防治法规定的乙类传染病，并采取甲类传染病的预防、控制措施；湖北启动突发公共卫生事件Ⅱ级应急响应，随后升级为Ⅰ级响应。全国31个省区市纷纷快速进入"重大突发公共卫生事件Ⅰ级响应"。

制定落实社区防控措施实行网格化、地毯式管理，做好相关人员健康跟踪管理，控制举办大型活动减少人员聚集，加强野生动物市场管控……各地基层组织坚持以法治思维和法治方式开展疫情防控，依法依规化解矛盾纠纷、消除安全隐患，引导群众增强法治意识，切实提高疫情防控法治化水平。

依法防疫，离不开健全完备的法律体系。从传染病防治法、突发公共卫生事件应急条例，到疫苗管理法、药品管理法等，中国已经制定了一系列法律法规，为疫情防控提供了坚实的法律保障。

2月5日，中央全面依法治国委员会第三次会议审议通过《中央全面依法治国委员会关于依法防控新型冠状病毒感染肺炎疫情、切实保障人民群众生命健康安全的意见》。

2月10日，最高人民法院、最高人民检察院、公安部、司法部联合发布关于依法惩治妨害新型冠状病毒感染肺炎疫情防控违法犯罪的意见，加大对涉疫情违法犯罪行为打击力度。

4月26日，十三届全国人大常委会第十七次会议审议了生物安全法草案二审稿。草案规定坚持中国共产党对国家生物安全工作的领导，建立健全国家生物安全领导体制，加强国家生物安全风险防控和治理体系建设，提高国家生物安全治理能力。

确诊或者疑似病人拒绝隔离治疗并进入公共场所，曾经进出疫情高发地区、已出现发热等感染症状，仍刻意隐瞒，放任病毒传播……这些行为妨害疫情防控工作，危害公共安全，依法予以严惩。

截至 4 月 15 日，全国公安机关已侦办制售假劣口罩、医用酒精等防护物资案件 1153 起，抓获犯罪嫌疑人 2587 名，捣毁窝点 885 个，查扣假劣口罩 4800 余万只及一批医用酒精、消毒液等物资，案值近 3 亿元……

法治，成为全民战"疫"的公约数，成为同心抗疫关键词。造谣传谣、制假售假、滥食野生动物是违法行为，不聚集扎堆、配合体温检测、出门戴口罩就是守法遵规。

 ## 隐瞒旅行史，判刑！

河南省郑州市的郭某鹏隐瞒境外旅行史，返回郑州后乘坐地铁上班并在单位就餐，随后被确诊为新冠肺炎。公安机关对郭某鹏、郭某玲以涉嫌妨害传染病防治罪立案侦查，依法追究其刑事责任。郑州市二七区人民法院经审理，判处郭某鹏有期徒刑一年零六个月。

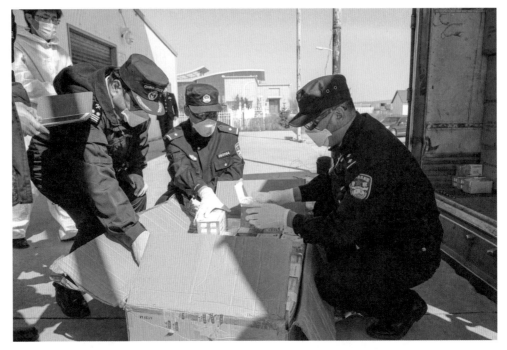

2020 年 4 月 12 日，满洲里海关立案调查一起涉嫌医用口罩逃避出口商品检验案。

 ## 法律"硬制度"促进文明习惯养成

公共场所设置"一米线"等文明引导标识、餐饮服务企业应当配备公筷公勺……4 月 24 日召开的北京市人大常委会会议表决通过了《北京市文明行为促进条例》，将一系列疫情防控中的好做法、好习惯纳入条例，以法律"硬制度"促进市民文明习惯养成。

重生

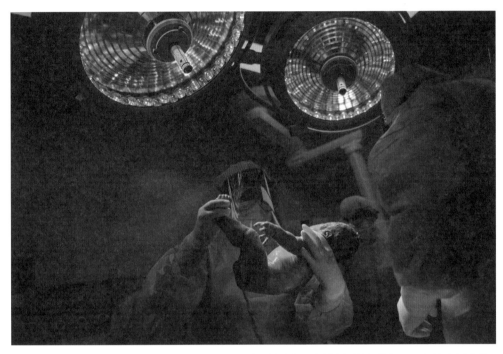

2020 年 2 月 26 日，武汉协和医院，患有新冠肺炎的产妇通过剖腹产顺利产下一名健康新生儿。

在新冠肺炎疫情面前，武汉人、湖北人、14 亿中国人团结如一人。经过艰苦努力，付出巨大牺牲，从按下"暂停键"到"重启"，中国境内疫情得到有序控制。终于，工厂车间，生产忙碌；山乡田野，春耕正忙；人们奔忙在复工复产的路上……一切，又恢复了勃勃生机。

来之不易的成绩！

自 1 月 23 日武汉封城开始，一个月后的 2 月 24 日，湖北 5 市新增确诊病例为 0。

疫情蔓延得到控制，从 2 月下旬开始，多个省份陆续调降突发公共卫生事件响应级别。

3 月 10 日，武汉东湖新城社区。已经居家隔离 48 天的居民群众看到习近平总书记来了，纷纷从阳台和窗户探出头来致意，有的摇着国旗高呼："中国加油！武汉加油！""大家一起加油，再坚持一下！"这一幕镜头被亿万次地浏览，总书记的声音和人民的声音回响在一起，"党和人民感谢武汉人民。"

3 月 10 日下午，随着最后一批 49 名患者康复出院，武汉市最早投入使用的武昌方舱医院在运行 35 天后休舱，至此，武汉市累计收治患者超 1.2 万例的 16 家方舱医院全部休舱。

3 月 17 日，支援湖北医疗队开始陆续撤离，湖北人民为他们送行。

3 月 19 日，湖北连续两天无新增确诊病例。

3 月 20 日，来自全国各地的蓝天救援队队员齐聚武汉汉口火车站，开始对关闭了 58 天的火车站开展消杀工作。

3 月 25 日，湖北除武汉外，解除离鄂通道管控；武汉 117 条公路线路恢复运营。

3 月 28 日，武汉恢复铁路客站到达业务。

3 月 18 日，中国本土新增感染病例首次清零。

4 月 4 日 10 时，中南海怀仁堂前，习近平等党和国家领导人佩戴白花，神情凝重，肃立默哀，同 14 亿中国人民一起，深切悼念新冠肺炎疫情牺牲烈士和逝世同胞。3 分钟，180 秒，警报响彻中国大江南北、长城内外，

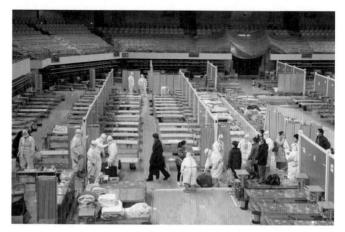

2020 年 3 月 10 日，武汉市所有方舱医院全部休舱。

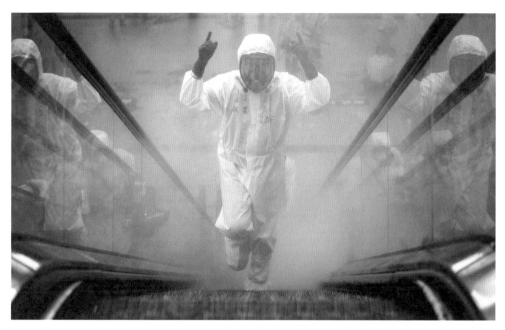

蓝天救援队队员对火车站全面消毒，每个角落都不放过。

国家以最高的祭奠为牺牲的英雄送行、向病亡的同胞致哀。

4月5日，世界卫生组织宣布中国进入缓疫阶段。

4月8日，武汉"解封"。零时，武汉长江二桥，"武汉重启，不负春天"的字样准时亮起，"英雄的城市、英雄的人民"灯光秀点亮武汉三镇的夜空。与此同时，武汉西高速路口，随着第一辆小客车驶出，铁路、民航、水运、公路恢复运行。江汉关的钟声传向四方。广场前、楼宇间，视频直播里、微信朋友圈，一声声"武汉必胜！""祖国万岁！"和这个城市一起迎来崭新的一天。"重启"的武汉，正在迎来新的希望。

4月15日中午，武汉天河机场出发大厅，《歌唱祖国》再次响起。最后一批撤离的国家援鄂抗疫医疗队——北京协和医院医疗队约180人结束80多天的救助任务，从这里启程返京。

4月24日，随着最后一位重症患者核酸检测结果转阴，湖北省及武汉市所有新冠肺炎重症病例实现清零。从一度是新冠肺炎疫情防控的主战场、最高峰一天新增1.3万多例，到无新增确诊病例、重症清零，医疗救治工作取得重大胜利。

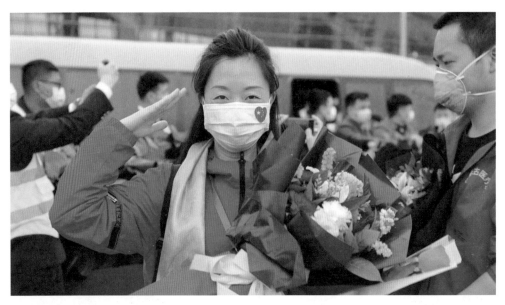

驰援武汉的医疗队员回程

4月26日，武汉在院新冠肺炎患者清零……经过3个多月的艰苦努力，中国本土疫情传播已基本阻断，生产生活秩序加快恢复，新冠疫苗也已获批进入临床试验。

4月26日，湖北省已实现新冠肺炎在院患者"清零"。

4月30日零时起，北京突发公共卫生事件应急响应从一级调整至二级。

5月2日零时起，湖北省将突发公共卫生事件一级响应调整为二级。

……

但是，在中国境内疫情有序控制时，外防输入又成为抗击疫情的重点。内防扩散，外防输入，中国战疫一刻也没有放松。

"我们坚持人民至上、生命至上，以坚定果敢的勇气和坚忍不拔的决心，同时间赛跑、与病魔较量，迅速打响疫情防控的人民战争、总体战、阻击战，用1个多月的时间初步遏制疫情蔓延势头，用2个月左右的时间将本土每日新增病例控制在个位数以内，用3个月左右的时间取得武汉保卫战、湖北保卫战的决定性成果，进而又接连打了几场局部地区聚集性疫情歼灭战，夺取了全国抗疫斗争重大战略成果。在此基础上，我们统筹推进疫情防控和经济社会发展工作，抓紧恢复生产生活秩序，取得显著成效。中国的抗疫斗争，充分展现了中国精神、中国力量、中国担当。" 在9月8日召开的全国抗击新冠肺炎疫情表彰大会上，习近平总书记这样说。

"为武汉和武汉人民点赞"

3月10日，习近平总书记专门赴湖北武汉考察新冠肺炎疫情防控工作，并为武汉和武汉人民点赞，他强调："在这场严峻斗争中，武汉人民识大体、顾大局，不畏艰险、顽强不屈，自觉服从疫情防控大局需要，主动投身疫情防控斗争，作出了重大贡献，让全国全世界看到了武汉人民的坚韧不拔、高风亮节。正是因为有了武汉人民的牺牲和奉献，有了武汉人民的坚持和努力，才有了今天疫情防控的积极向好态势。武汉人民用自己的实际行动，展现了中国力量、中国精神，彰显了中华民族同舟共济、守望相助的家国情怀。武汉不愧为英雄的城市，武汉人民不愧为英雄的人民，必将通过打赢这次抗击新冠肺炎疫情斗争再次被载入史册！全党全国各族人民都为你们而感动、而赞叹！党和人民感谢武汉人民！"

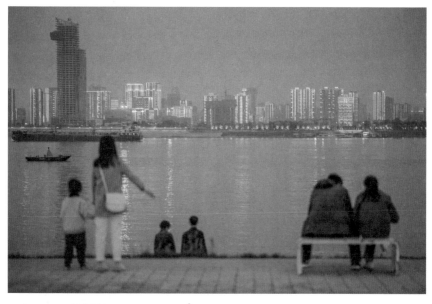

汉水江畔，生的希望。

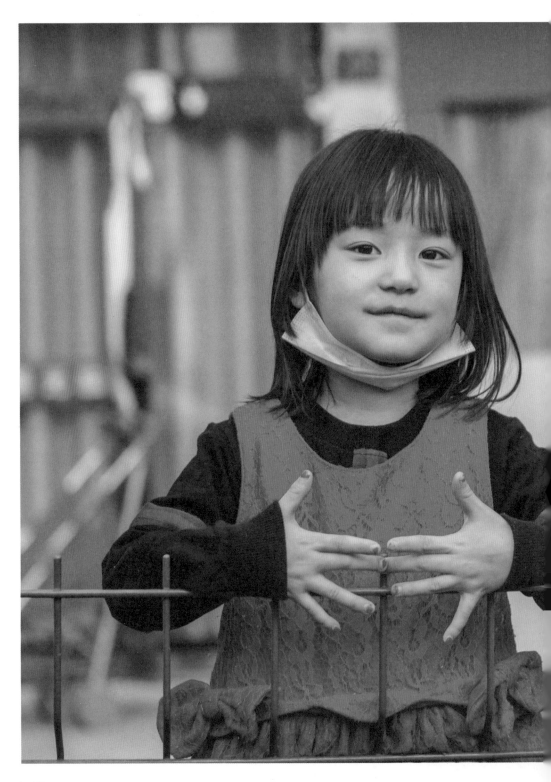

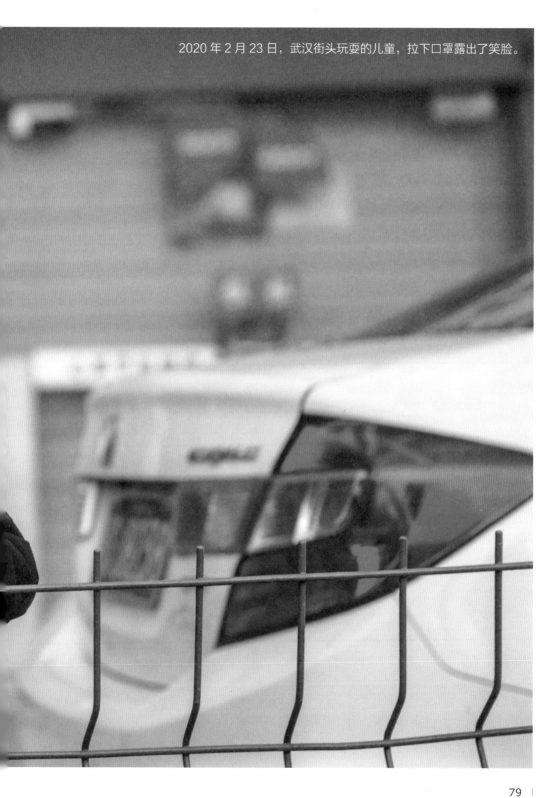

2020 年 2 月 23 日，武汉街头玩耍的儿童，拉下口罩露出了笑脸。

扎实推进复工复产

疫情要管死，经济要放活。天平的两端，都重压如山。

早在 2 月 3 日，疫情防控最吃劲时，习近平总书记主持召开中央政治局常委会会议强调："疫情特别严重的地区要集中精力抓好疫情防控工作，其他地区要在做好防控工作的同时统筹抓好改革发展稳定各项工作，特别是要抓好涉及决胜全面建成小康社会、决战脱贫攻坚的重点任务，不能有缓一缓、等一等的思想。"

2 月 23 日，人民大会堂东大厅，一场特殊的电视电话会议召开。面对全国 17 万名县团级以上干部，习近平总书记坦言："新冠肺炎疫情发生后，如何在较短时间内整合力量、全力抗击疫情，这是很大的挑战；在疫情形势趋缓后，如何统筹好疫情防控和复工复产，这也是很大的挑战。"

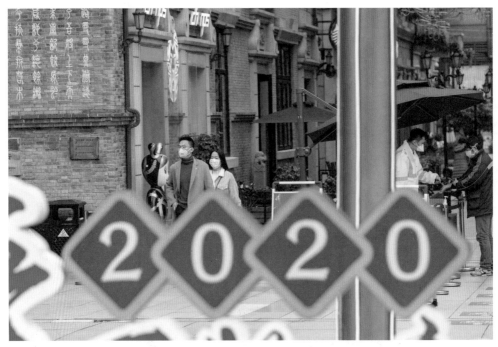

2020 年 3 月 30 日，武汉市标志性步行街——楚河汉街恢复营业。

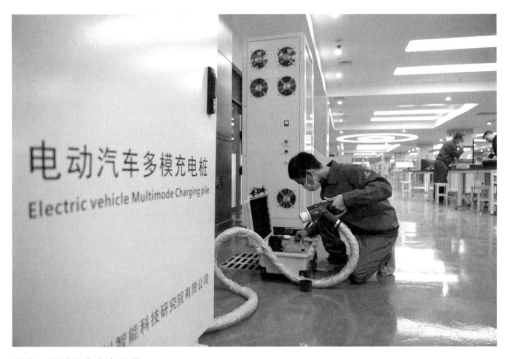

重庆一家科技企业生产线

疫情防控关乎生命，复工复产关乎生计。

从落实分区分级精准复工复产到出台阶段性、有针对性的减税降费政策，从确保"员工回得来、原料供得上、产品出得去"到确保农业生产不误农时，从守住"米袋子"、守好"菜篮子"到畅通外贸产业链、供应链……很多乡镇干部说，就连做好今年春耕生产，习近平总书记都牵挂在心，作出重要指示。

"解封日"的"云招商"

4月8日，武汉"解封"当日，迎来2020年首场"云招商"。当天签约69个项目，涉及智能制造、生物医药、金融保险、新能源汽车等领域，总金额达2451亿元。其中，11个总部项目落户武汉。

春风和煦，大地染绿。

珠三角、长三角、京津冀，占中国经济总量超过 40% 的三大城市群，灿若星河的灯光下，每天数十万家商铺恢复营业，成千上万家制造业企业复工运行。

从沿海到内地，货运车辆奔跑轨迹组成的运动线条，正在成倍增长。一条条流动曲线，蕴藏着人畅其行、货畅其流的无限活力。

3 月 19 日 13 时 24 分，G4368 次列车缓缓驶离荆州站。一趟趟"开往春天的列车"，满载着"搭把手、拉一把"的关爱之情，陆续安排 4 万名湖北籍务工人员赴粤返岗务工。

就业出台"关爱"条款，审批实现"远程衔接"，更加精准有效的调控政策给市场吃上"定心丸"，税收减免给企业注入"强心剂"……中央各部门密集出台新举措，为中国经济注入更多"暖色调"。

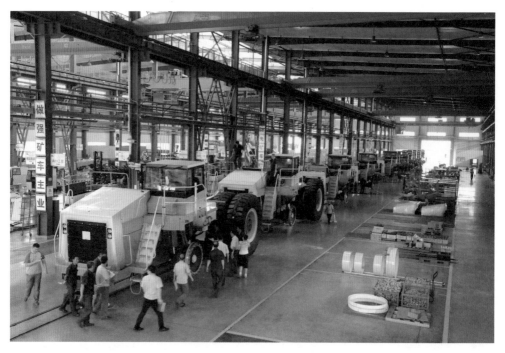

内蒙古包头矿用车生产线

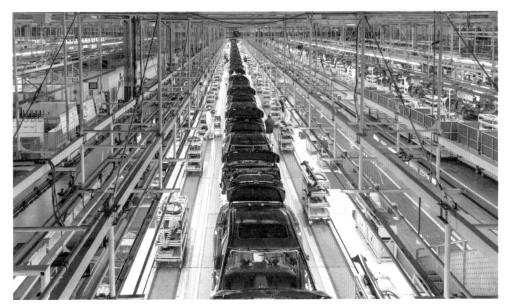

2020 年 3 月 28 日，中国武汉， 东风本田总装线上。

分批分次复学复课，定制返程复工专列，统一"健康码"放心出行，分时预约复苏旅游……全国各地积极应对新变化，让中国社会尽快回归"正常态"。

工厂车间，生产忙碌；山乡田野，春耕正忙。

"出门请戴口罩，不要串门聚餐……"伴着村委会大喇叭的广播声，武汉市江夏区法泗街三合村种植大户刘汉波一早又穿着长筒雨胶鞋走进了田里，每走一小段，便蹲下来捋一捋稻苗，看看长势。"秧苗扎进田里，今年的收成就有底了，就像我自己，脚踩在泥里，心里才踏实。"

"将滞后的工期抢回来！"海南百万吨乙烯项目、武汉市 1326 个亿元以上重大项目……一批国家重点科技专项、超级民生工程、外资标杆项目重现往日繁忙景象。

"我也没想到现在会这么忙。"安徽太和县旧县镇大张村的扶贫车间里，安徽宇杰液压机械有限公司董事长丁文展说，虽然开工迟了些，但订单要忙到两个月后了。这次疫情期间，当地政府除了给他们防控技术指导，还减免了 3 个月的房租。"国家和人民共克时艰，我们怎能不有所作为？"

4月17日，中国公布2020年首季经济数据。受疫情影响，一季度国内生产总值同比下降6.8%。3月份以来，主要经济指标逐月好转，4月份工业增加值和出口增速由负转正。疫情催生新产业新业态快速成长，中国经济展现巨大韧性。

9月8日，在全国抗击新冠肺炎疫情表彰大会上的讲话中，习近平总书记强调："面对突如其来的严重疫情，我们统筹兼顾、协调推进，经济发展稳定转好，生产生活秩序稳步恢复。我们准确把握疫情形势变化，立足全局、着眼大局，及时作出统筹疫情防控和经济社会发展的重大决策，坚持依法防控、科学防控，推动落实分区分级精准复工复产，最大限度保障人民生产生活。我们加大宏观政策应对力度，扎实做好'六稳'工作，全面落实'六保'任务，制定一系列纾困惠企政策，出台多项强化就业优先、促进投资消费、稳定外贸外资、稳定产业链供应链等措施，促进新业态发展，推动交通运输、餐饮商超、

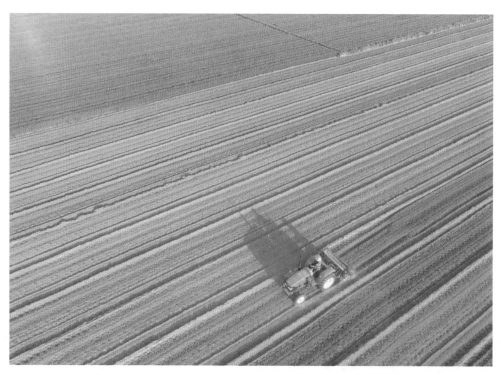

山东聊城农民春耕忙

文化旅游等各行各业有序恢复，实施支持湖北发展一揽子政策，分批分次复学复课。我们以更大的决心、更强的力度推进脱贫攻坚，支持扶贫产业恢复生产，优先支持贫困劳动力务工就业，防止因疫致贫或返贫。我国成为疫情发生以来第一个恢复增长的主要经济体，在疫情防控和经济恢复上都走在世界前列，显示了中国的强大修复能力和旺盛生机活力！"

 ## 湖北自贸试验区多举措助力企业复工复产

2017 年 4 月 1 日挂牌以来，湖北自贸试验区发展迅速，但疫情以来，湖北自贸试验区经历了巨大冲击。为助力企业复工复产，湖北自贸试验区各片区采取了多项积极举措。武汉片区推出项目"云招商"、税务"云服务"、人才"云招聘"等举措，推动了 16 个项目集中签约，14 个重大项目集中开工，1.6 万个岗位吸纳人才；襄阳片区提供上门审批服务，科级以上干部包保服务企业，积极解决员工返岗生产、酒店征用、物流车通行等难题；宜昌片区发挥大数据、网上办、无接触的优势，累计授信 1.35 万人（户）、65.77 亿元，以帮助受疫情冲击较大的中小微民营企业复工复产。

 ## "六稳"、"六保"

"六稳"：稳就业、稳金融、稳外贸、稳外资、稳投资、稳预期。

"六保"：保居民就业、保基本民生、保市场主体、保粮食能源安全、保产业链供应链稳定、保基层运转。

人类是命运共同体，
团结合作是战胜疫情最有力的武器。
——习近平

风月同天：
世界共同行动

在抗击疫情的斗争中，国际社会以不同的方式给予中国宝贵支持。滴水之恩，当涌泉相报。这是中华民族几千年来深入骨髓的文化基因，也是中国推动构建人类命运共同体的必然选择。面对一些国家和地区新冠肺炎疫情扩散的态势，中国感同身受、牵挂在心。在本国疫情尚未完全缓解的时候，中国却立即伸出援助之手。中国通过物资支援、经验分享以及技术合作等各种方式，为全球共同抗击疫情作出中国贡献。面对疫情，各国命运与共。

国相亲 民相交

"相知无远近，万里尚为邻"。2 月 13 日，中国驻日大使孔铉佑在《中国世界遗产影像志》上亲自题写了这句古诗并赠送给 14 岁的"最美日本女孩"，感谢她和朋友们为武汉抗击新冠肺炎疫情筹集善款。这名日本女孩身穿旗袍，在东京池袋西口公园怀抱捐款箱，从早到晚拼命向路人 90 度鞠躬为武汉筹集资金的视频让人动容。而她只是此次抗击新冠肺炎疫情中，向中国伸出援手的众多国际民众中的一员。

突如其来的病毒，如冰峰雪崩，每一片雪花落在哪里都是一个寒冬。面对疫情，中方始终主要依靠自身力量应对疫情挑战。同时，中国收到了大量来自国际社会的真诚友善的理解、支持和帮助。捐赠有价，情义无价。

"邻居遇到困难，帮助是理所当然的"

在中国发生新冠肺炎疫情之初，日本、韩国政府和社会各界即通过各种方式给予中国大力支持和援助。

韩国总统文在寅表示"中国的困难就是我们的困难"，首尔市多个公共场所循环播放支持中国抗击疫情的视频。日本许多地方政府和企业主动向中方捐赠口罩、护目镜、防护服等防疫物资，东京晴空塔专门点亮了红色和蓝色，为武汉祈愿加油，有的学校还给学生家长写信，教育孩子们不要带着恶意去谈论中国武汉。

病毒无情人有情。

韩国首尔市长朴元淳表示："感谢北京市政府 5 年前在首尔因中东呼吸综合征疫情遭遇痛苦时给予的帮助，现在该是首尔报恩的时候了。"日本自民党

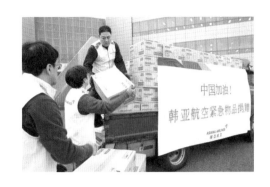

韩亚航空向武汉捐赠抗疫物资

干事长二阶俊博也表示："邻居遇到困难，帮助是理所当然的。我们常讲患难见真情，日方愿举全国之力，不遗余力地向中方提供一切帮助，与中方共同抗击疫情。"任何有感恩之心的中国民众都不会无视，也不会忘记日韩两国人民在危难之时伸出的援助之手。

2月9日下午，日本舞鹤市捐赠的第一批医疗防护物资顺利运抵它的友好城市大连。用于装载物资的每一个纸箱上，都贴上了"青山一道同云雨，明月何曾是两乡"这两句诗。2月10日，日本富山县向辽宁捐赠1万个口罩的纸箱上写着："辽河雪融，富山花开；同气连枝，共盼春来。"此前，日本医药NPO法人仁心会等4家机构联合捐赠防护服等物资的箱子外侧则贴着诗句："岂曰无衣，与子同裳！"当然，还有最开始登上热搜的，日本汉语水平考试HSK事务所随捐赠物资附上的一行小字："山川异域，风月同天。"这些，让我们感受到了世界的真诚和善意，温暖了无数中国人的心。

日本、韩国与中国的人文交流和经贸往来非常密切。2019年中国访日游客为959万人次，消费总额超过1000亿元人民币，占所有访日游客消费总量的36.8%。截至2018年底，韩国在华留学生约6.7万名，中国在韩国留学生6万人，均居对方国家留学生人数之首。中国还是日韩两国的最大贸易伙伴，产业链彼此关联衔接，经济发展高度融合，在绿色农业、汽车、高技术产业等领域具有很强的互补性。

新冠肺炎疫情在境外蔓延以来，中日韩三国政府密切沟通协调，及时采取了控制和减少不必要人员跨境流动等有效措施，这对阻断疫情传播至关重要。路遥知马力，患难见真情。正如习近平主席在与韩国总统文在寅通电话时所说，我相信，战胜疫情之后，中韩两国人民友好感情会加深，双方各领域交往合作会更加活跃。

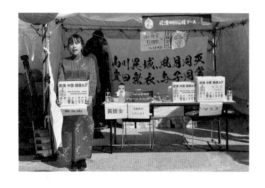

2020 年 2 月 8 日，在日本东京，一位身着红色旗袍的日本少女手捧募捐箱为武汉募捐。

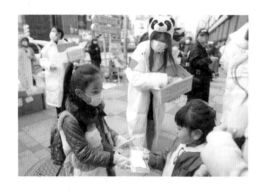

2020 年 2 月 29 日，在日本东京，一名小志愿者（左）在发放儿童用口罩。当日，由在日华侨华人发起免费发放口罩活动，感谢日本各界对中国提供的无私帮助。

 ## "心怀善良，你就拥有最帅的盔甲"

2 月 8 日，日本东京。寒风中，一位身着红色旗袍的日本少女，手捧写着"中国武汉加油"的募捐箱，一次次向路人深深鞠躬，感谢他们慷慨解囊。"我很喜欢中国，只是做了自己应该做的事情。"她说。

十多天后，同样是东京街头，一个戴着小鹿玩偶头套的中国女孩，手捧写着"来自武汉的报恩"日语字样的纸箱，掏出口罩分发给路人……

"心怀善良，你就拥有最帅的盔甲。"她说。

相似的场景，同样的感动。

唯有团结合作，才能战胜人类共同面对的疫病。

应对新冠疫情，中国不做"沉默的羔羊"

"一善染心，万劫不朽。百灯旷照，千里通明。"

中国医护人员面对疫情无问死生，坚守抗疫一线，壮举令世人泪目。无数援助各种物资和送来温暖祝福的外国友人，犹如一盏明灯，温暖着中国。国际上违和的声音此时显得如此刺耳。美国商务部部长罗斯在福克斯电视台表示，中国新冠肺炎的暴发对美国有益，有利于制造业回流美国。《华尔街日报》发表评论，诋毁中国抗击疫情的努力，唱衰中国经济，该报编辑并给该文配上《中国是真正的亚洲病夫》这一有种族歧视的标题。中国驻美大使崔天凯在美国全国公共广播电台采访时指出，该国某些政客和有些媒体，不但没有提供帮助，还试图趁人之危。中国外交部发言人赵立坚更是质问《华尔街日报》："既然有骂人的嚣张，为什么没有道歉的勇气？"面对疫情，中国坚决捍卫国家主权和尊严，赢得世人的尊重。

危难时刻，和你站在一起！

2月5日，一场纷纷扬扬的春雪降临北京。

下午6时许，习近平主席在人民大会堂东大厅会见柬埔寨首相洪森。

为了表达对"铁杆朋友"中国政府和人民的慰问与支持，在韩国访问的洪森临时决定，增加行程，来华访问。

患难见真情。危难时刻，许多像柬埔寨一样的朋友，坚定地同中国站在一起。

新冠肺炎疫情发生以来，170多个国家领导人、40多个国际和地区组织负责人以电话、信函、声明等方式对中国表示慰问和支持。

许多友好国家、国际和地区组织以及普通外国人纷纷伸出援手，与中国人民并肩作战。

他们中，有一些人，勇敢"逆行"——

蒙古国总统巴特图勒嘎在蒙古国传统佳节白月节假期后第一天到访北京，表示向中方赠送 3 万只羊；

韩国新任驻武汉总领事姜承锡疫情严峻时期乘货机抵汉履新，带来韩国地方政府、企业与民间的物资捐赠；

美国人安东尼·奎不顾疫情如期到兰州大学履约任教，随身携带的 5 个大箱子有 3 个装满了捐赠给当地医院的专业护具……

一些人，选择坚守——

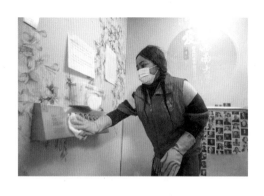

2020 年 2 月 18 日，24 岁的西南大学尼日利亚籍留学生志愿者方雯对电梯按钮进行卫生消毒，为校园抗击疫情贡献力量。

原本回国休假的法国驻武汉总领事贵永华，在疫情暴发后回到武汉，与自愿留下的法籍同事和远程办公的中方员工一起，继续保持领馆运行；

常驻北京的巴基斯坦记者阿斯加尔，每天关注中国外交部例行记者会，第一时间把中国的抗疫进展报道回国内；

部分在华非洲留学生主动"请战"，前往救治一线或火车站等地担任志愿者……

还有很多人，从世界各地为中国送上支持与祝福，汇聚成"岂曰无衣，与子同裳"的滚滚暖流——

巴基斯坦紧急调集全国医疗储备驰援中国；伊朗向中国提供数百万只医用口罩；俄罗斯、白俄罗斯出动军机向中国护送防疫专家和援助物资；美国盖茨基金会投入专项资金支持中国和全球抗击疫情……

在日本，松山芭蕾舞团为中国友人唱起《义勇军进行曲》；在意大利，

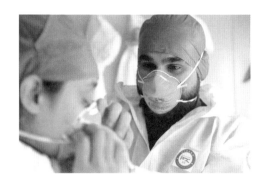

2020年2月8日，在温州南防控检查点，豪孟德（右）帮苏玛戴口罩，准备上岗。巴基斯坦人豪孟德和毛里求斯人苏玛是一对在温州工作的跨国医生夫妇。

湖北民歌《洪湖水浪打浪》的旋律萦绕在总统府；在英国，小学生以中文合唱《让世界充满爱》为来自湖北的汉语教师送上祝福……

从阿联酋迪拜的世界第一高楼哈利法塔，到日本东京塔，再到埃及卢克索卡尔纳克神庙，纷纷点亮"中国红"；

从葡萄牙里斯本光明球场，到西班牙皇家马德里俱乐部，再到意大利国际米兰足球队，传递着一个共同的声音——中国加油！我们与你同在！

……

中国人民不会忘记，在2020年的早春，世界给予中国的这份慷慨。

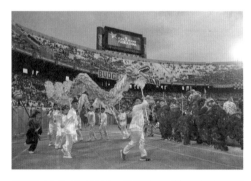

2020年2月16日，在阿根廷首都布宜诺斯艾利斯，阿根廷河床队主场"纪念碑"球场的大屏幕上显示西班牙语标语"加油中国 加油武汉"。

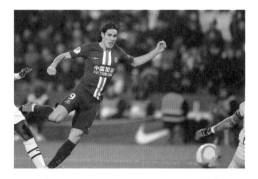

2020年2月23日，巴黎圣日耳曼队球员卡瓦尼在对阵波尔多队的比赛中进攻。当日，巴黎圣日耳曼队球员身穿印有"中国加油"字样的球衣上场比赛。

"你们的一元钱，甚至比一百万都要珍贵"

2月5日，在加纳首都阿克拉，中国驻加纳大使王世廷对加纳政府代表如是说。

得知中国发生新冠肺炎疫情，虽然财政困难，加纳政府仍紧急采购1万只N95口罩驰援武汉。

礼轻情意重。从世界最不发达国家之一的科摩罗科中友协为中国捐款100欧元，到长期接受援助的欠发达国家赤道几内亚向中国捐赠200万美元……疫情面前，来自一些非洲国家的慷慨解囊那么珍贵。

江南无所有，聊赠一枝春。非洲兄弟与中国人民守望相助，中国对中非友谊的挚诚珍视。

中国加油！"我和武汉有一个缘分"

自新冠肺炎疫情暴发并迅速传播以来，中国政府和人民一直在抗击疫情方面作出艰苦卓绝的斗争，国际社会对此也有目共睹。多个国家人士以不同方式向正在全力抗击新冠肺炎疫情的中国政府和人民表示支持和鼓励。他们认为，中国采取果断措施防控疫情，充分展现出负责任大国的形象，相信中国有能力战胜疫情、渡过难关。

中国新冠肺炎疫情牵动了世界人民的心，各国友人以各种方式为中国加油祝福。其中，泰国前副总理乍都隆先生以唱《黄鹤楼》这一特别方式祝福武汉、祝福中国，打动了无数人。

武汉发生新冠肺炎疫情后，很多泰国朋友都在为武汉、为中国加油，乍都隆也不例外。"我也想做点什么，就以演唱《黄鹤楼》这首歌曲祝福武汉，祝福中国。"在中文老师和助手们的帮助下，乍都隆精心推出了一段感人至深的祝福视频。他这样深情诉说："在我学汉语的时候，我学过一首歌，叫《黄鹤楼》。黄鹤楼是武汉很有名的地方。后来，我曾去武汉三次旅游，我会登上

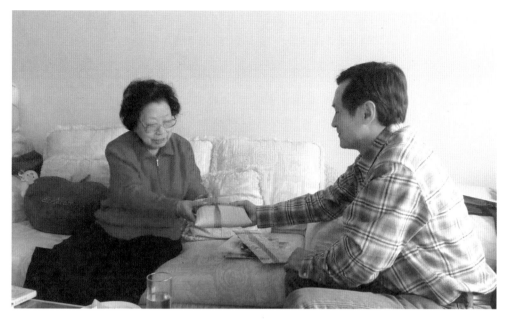

乍都隆拜访著名歌唱家王昆

黄鹤楼，在黄鹤楼上唱这首歌……病毒无情人有情，泰国人民要和中国人民一道，同舟共济，共渡难关，阻止病毒蔓延，打赢这场战役！"

在接受泰国华文媒体《泰国风》采访时，他说一封来自中国的信让他特别感动："尊敬的刘鸿宇（乍都隆的中文名）先生，今晨听到您演唱的《黄鹤楼》，深深被您的歌声震撼！立即发到十几个群里，并号召大家向您学习，一起用歌声驱赶病毒，一起用歌声传递爱心。""我的心意被接收到了，我特别欣慰和高兴。"乍都隆说。

"我去过武汉三次，学会《黄鹤楼》这首歌后，我对武汉有了不一样的感觉。不论是从重庆、三峡沿江而下到达江城武汉，还是乘坐高铁来到九省通衢的武汉，我都会去参访黄鹤楼，在黄鹤楼上唱这首歌。我感到，我和这座城市之间有了一个'缘分'。"说到此，乍都隆禁不住再次吟唱：她从画中来，彩云丹顶鹤……黄鹤楼，情悠悠，千年盼归，万古绝唱，万古绝唱黄鹤楼……

其实，乍都隆不仅唱歌祝福中国，作为泰国一位知名政界人物，他还利用自己的知名度和影响力，极力呼吁泰国政府支持支援中国抗击疫情。"泰国和中国是友好邻邦，中国朋友有难，我们应尽全力帮忙。在人员往来如此密切的现代社会，帮助中国就是帮助自己，每一个国家都不能袖手旁观。"

对于个别国家个别人在疫情中对中国人表现出的一些歧视，乍都隆坚决反对。"有人将中国人和病毒联系在一起，散布中国恐惧症，甚至出现了一些种族主义倾向。这完全没有道理。有毒的是病毒，不是中国人，也不是任何其他人。染上疾病的人是无辜的，我们的敌人应该是病毒，而不是中国人或其他任何人。"

他对中国 10 天之内建成 3 所医院 5000 张病床印象深刻，认为中国有能力控制住疫情。谈到疫情与中国经济前景，乍都隆表示乐观。"中国不是一个经济上羸弱的国家，经济基本面不会因为疫情而改变。"

日本姑娘"香香"的中国记挂

"香香"本名岩崎春香。由她亲手绘制的系列预防新冠病毒感染的中文漫画最近在社交媒体上大火。这组漫画以头戴护士帽的大熊猫"香香"为主人公，用中文普及防疫专业知识。人们纷纷跟帖留言"美丽的日本姑娘，谢谢你！""抗疫不分国界，我们共同努力"……

2018 年夏天，"香香"曾作为"日本青年海外协力队"派往中国的志愿者来到北京，成为中日友好医院国际部的一名志愿者护士。想到同事们作为医护人员义无反顾奔赴险境，"香香"有感而发画下有关抗疫的第一幅漫画——寥寥数笔一张护士侧脸头像跃然纸上，"武汉加油"四个黑色大字尤为醒目，头像下面用日汉双语写着："日本人向在武汉的所有医疗工作人员致敬，期待你们早日凯旋，平安归来！"

患难见真情，我们将铭记在心

有一位蒙古国在华读书的 10 岁小姑娘，她拿出自己 999 元零花钱，分别捐给湖北等中国三个地方，每个地方捐 333 元。她表达了一个愿望，希望病毒能够"快快散（3）去"；韩国新任驻武汉总领事姜承锡在疫情严峻时期乘货机抵汉履新，带来韩国地方政府、企业与民间的物资捐赠……

在抗击疫情的斗争中，中国绝不是孤军奋战。缅甸政府向中国提供大米，斯里兰卡向中国提供红茶，蒙古国向中国捐赠 3 万只羊……这些捐助雪中送炭，患难见真情，我们将铭记在心：

伊朗在武汉疫情暴发后，火速驰援，倾全国之力紧急筹备 100 万只口罩，直接通过专机调动发往北京，是所有捐助国已送达物资第一名。伊朗外长扎里夫还用中文发推，并援引中国古话"岂曰无衣，与子同袍"，称"伊朗始终与中国站在一起"。

巴基斯坦第一时间举全国之力，筹措了全国库存的 30 万只口罩，800 套防护服、6800 副手套支援中国！这个数字看起来不算起眼，但很少有人知道，与此同时，巴基斯坦正面临着 27 年来最严重的蝗灾，依然愿意倾尽全力出手相助！

俄罗斯政府向中方提供了 23 吨医疗救援物资，运送物资的飞机 2 月 9 日迅速抵达武汉，其中包括超过 200 万只口罩在内的大量医疗防护用品。除提供医疗救援物资援助外，俄政府还派遣防疫专家代表团来华，与中方专家共同探讨合作应对疫情。

驻欧盟使团发言人 2 月 2 日就欧盟对华运送 12 吨疫情防控急需物资发表谈话：维护全球和地区公共卫生安全是国际社会的共同责任。

加拿大总理贾斯廷·特鲁多当地时间 2 月 9 日结束对埃塞俄比亚访问之时在亚的斯亚贝巴对媒体表示，因应中国抗击新型冠状肺炎疫情所需，加拿大已向中方提供了一批医用防护装备。自 2 月 4 日以来，加方已向中方提供了约 16 吨个人防护设备，其中包括衣物、防护面罩、口罩、护目镜和手套等。

比尔及梅琳达·盖茨基金会（简称"盖茨基金会"）1 月 27 日宣布向中国提供 500 万美元紧急赠款，并提供相应的技术和专家支持，用于帮助中国相

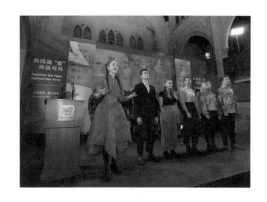

2020 年 2 月 28 日，在英国伦敦，学生们演唱由比利时、中国和英国艺术家共同创作的歌曲《黎明的编钟声》。当日，"中英携手，爱心传递"公益活动在伦敦举办。

关合作伙伴加速在新型冠状病毒感染的流行病学、应急干预实施和医药产品研发等方面的工作。

170 多个国家领导人和 40 多个国际和地区组织的负责人向中方表示慰问和支持。仅仅截至 3 月 2 日，共有 62 个国家和 7 个国际组织向中国捐赠了口罩、防护服等中国急需的疫情防控物资。

当新冠肺炎疫情在许多国家出现后，中国也尽己所能向一些国家提供帮助。这次抗击新冠肺炎疫情再次表明，各国在全球化时代更加休戚与共，密不可分，任何一个国家都不可能独善其身。

2020 年春，武汉东湖畔，粉色的早樱如期盛开。

没有一个冬天不可逾越，没有一个春天不会来临。

冷漠不能阻止疫情的肆虐

在全球化的当下，面对疫情，没有一个国家能置身事外。冷眼旁观、指责谩骂乃至以邻为壑都不是应对疫情的可取之法。唯有团结合作，才能以最小的损失取得抗疫的胜利。

在疫情暴发之初，个别西方国家面对中国和其他亚洲国家深陷疫情，非但没有伸出援助之手，反而选择冷眼旁观，甚至落井下石。个别西方政客和媒体对中国谩骂指责，冷嘲热讽，甚至还煽动种族歧视。当疫情在欧洲暴发后，以邻为壑的现象也多次出现。在意大利最初向欧洲盟友发出援助请求时，得到的是失望。

漠视疫情并不能阻止疫情的蔓延，遏制疫情全球蔓延的最佳时机也被遗憾错过。疫情造成的伤亡是惨重的，但是疫情带来的恶劣影响还远不止于此。受疫情影响，不少国家正常的生产活动都不得不中断，这也扰乱了全球供应链系统。此外，疫情还严重冲击全球金融业、航空业、餐饮业、旅游业和影视业等。受疫情影响，全球股市暴跌，美股甚至在 10 天内出现 4 次熔断。

疫情是全人类的公敌，病毒并不会因为国籍、种族、价值观不同以及富裕与否而对人们有所区别对待。全球化发展到今天，世界各国早已成为你中有我、我中有你的命运共同体。因此，防疫不是某一个国家的事，全球需要通力合作。

在全世界众多国家中，尽管在制度、价值观和种族等方面都存在很大的差异，但这些都不应成为世界合作抗疫的阻碍。放下分歧，放弃相互指责，通过实际行动展开合作是必然选择。

 全球经济增长预期下调

2020 年 4 月 14 日，国际货币基金组织（IMF）发布新一期《世界经济展望报告》，预计 2020 年全球经济将萎缩 3%，衰退程度远超 2008 年国际金融危机引发的经济下滑，为上世纪 30 年代大萧条以来最糟糕的全球经济衰退。新冠病毒是全人类要面临的病毒，疫情带来的影响谁也无法避免。

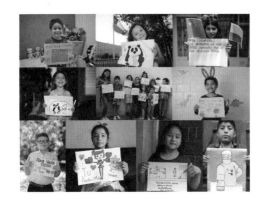

拉丁美洲一些国家的孩子们拿起画笔，描绘出他们对中国的支持和祝福。

　　中国在疫情暴发之初及其后，一直呼吁并致力于国际合作，积极与世界卫生组织等进行沟通和协商；及时向包括世卫组织、有关国家和地区性组织在内的国际社会通报疫情信息；第一时间向全球分享病毒全基因序列、引物和探针；与全球100多个国家、10多个国际和地区组织分享疫情防控和诊疗方案等技术文件；联手世卫组织在北京、广东、四川、湖北进行了为期9天的实地考察，全方位深入了解疫情形势、防控措施、医疗救治、科研攻关等情况。随着中国疫情逐步得到控制，中国又开始向国际社会提供力所能及的援助。

信息迅速传递给了世界

疫情首先在中国暴发是中国的不幸，中国为抗击疫情倾尽全力。就像2009年H1N1病毒在美国暴发，也非美国主观意愿一样，中国客观上是新冠病毒的第一个受害者，是替全人类先挡了病毒的子弹。

新冠肺炎疫情出现后，中国在短时间内确定并分享毒株全基因组序列，为疫苗和有效药物研发奠定基础，成功研制快速检测试剂盒，为当前其他国家采取措施防控疫情提供了科学依据。中国积极主动同世界卫生组织和国际社会开展信息交流，接待世界卫生组织专家考察团在中国实地考察、评估疫情，接受并按照世界卫生组织有关建议和《世界卫生条例》开展疫情防控工作，中国与世界卫生组织卓有成效的合作构筑了遏制疫情蔓延的第一道防线。中国还积极同日本、韩国、伊朗等受疫情影响严重的国家加强沟通，互帮互助，诠释了国际合作的真谛。英国政府首席医疗顾问克里斯·惠蒂在该国应对新冠肺炎疫情发布会上，多次援引中国公布的数据，他表示，中国政府每天公布疫情的最新数据，对外界"很有帮助"。

以公开透明强信心

公开才能公正，透明才有公信。"要及时准确、公开透明发布疫情，回应境内外关切。"1月25日，习近平总书记主持召开中央政治局常委会会议，对新型冠状病毒感染的肺炎疫情防控工作作出重要部署，把加强信息公开和舆论引导作为重要工作来抓，为安定民心、增强信心注入强大正能量。

新型冠状病毒来势汹汹，牵动着全社会的神经。从各地疫情发展的态势，到有关部门的具体防控举措，从医疗救治的保障、医疗物资的供应，到卫生防护的科学知识……做好疫情信息公开工作，以权威信息回应社会关切，为打赢疫情防控阻击战创造有利社会条件。

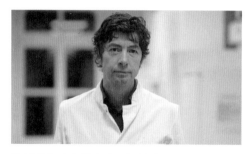

德国著名病毒学家克里斯蒂安·德罗斯滕

　　中国的透明疫情信息发布，使国际社会相关专家第一时间把握了这种疾病的特征。德国著名病毒学家克里斯蒂安·德罗斯滕向德媒表示，非常认同中国在抗击新冠病毒肺炎疫情过程中所采取的极具针对性的措施。他说，中国所付出的一切使得全球流行曲线的上升被推迟了大约一个月时间，为此必须感谢中国政府和人民。3月1日，世卫组织助理总干事布鲁斯·艾尔沃德接受了美国Vox新闻网记者茱莉亚·贝鲁兹的采访时也说道：一些国家的当地民众知道关于病毒的一二三吗？结果我发现有些国家最基础的工作都没有做。我认为人们没有对中国给予足够的关注。中国各省应对疫情最主要的措施是发现病例、追踪接触人群、暂停公共集会等，在世界任何地方它们都是管控疾病传播的通用措施。

中国如何在疫情初期推动国际合作？

2019 年 12 月底   ●   湖北省武汉市疾控中心监测发现不明原因肺炎病例。

2020 年 1 月 3 日   ●   当日起，中方定期与世界卫生组织、有关国家和地区组织以及中国港澳台地区及时、主动通报疫情信息。
      ●   中方开始定期向美方通报疫情信息和防控举措。

1 月 4 日   ●   中国疾控中心负责人与美国疾控中心主任通电话，介绍疫情有关情况。双方同意就信息沟通和技术协作保持密切联系。

1 月 5 日   ●   中方向世界卫生组织通报疫情信息。
      ●   世界卫生组织首次就中国武汉出现的不明原因肺炎病例进行通报。

1 月 7 日   ●   中国疾控中心成功分离首株新冠病毒毒株。

1 月 8 日   ●   国家卫生健康委专家评估组初步确认新冠病毒为疫情病原。
      ●   中美两国疾控中心负责人通电话，讨论双方技术交流合作事宜。

1 月 9 日   ●   国家卫生健康委专家评估组对外发布武汉不明原因病毒肺炎病原信息，病原体初步判断为新型冠状病毒。
      ●   中方向世界卫生组织通报疫情信息，将武汉不明原因的病毒性肺炎疫情病原学鉴定取得的初步进展分享给世界卫生组织。

- 世界卫生组织网站发布关于中国武汉聚集性肺炎病例的声明，表示在短时间内初步鉴定出新型冠状病毒是一项显著成就。

1月10日
- 国家卫生健康委主任马晓伟与世界卫生组织总干事谭德塞就疫情应对处置工作通话。
- 中国疾控中心负责人与世界卫生组织总干事谭德塞通话，交流有关信息。
- 中国疾控中心将新型冠状病毒核酸检测引物探针序列信息通报世界卫生组织。

1月12日
- 中国疾控中心、中国医学科学院、中国科学院武汉病毒研究所作为国家卫生健康委指定机构，向世界卫生组织提交新型冠状病毒基因组序列信息，在全球流感共享数据库（GISAID）发布，全球共享。
- 国家卫生健康委与世界卫生组织分享新冠病毒基因组序列信息。

1月13日
- 世界卫生组织在官网发表关于在泰国发现新冠病毒病例的声明指出，中国共享了基因组测序结果，使更多国家能够快速诊断患者。

1月16日 ● 外国记者首次在外交部例行记者会上问及疫情。外交部发言人表示，中方积极向世界卫生组织等国际组织以及有关国家通报相关疫情信息，保持着密切沟通。

1月19日 ● 美国疾控中心就疫情防控中的有关情况与中国疾控中心沟通。

1月20日 ● 国家卫生健康委组织高级别专家组召开记者会，组长钟南山代表专家组通报说肯定有人传人现象："除非极为重要的事情，一般不要去武汉。"
● 香港城市大学遗传分析显示 2019-nCoV 的动物起源仍待确定。相关研究结果当日在 bioRxiv 预印版平台发表。

1月21日 ● 国家卫生健康委开始每日在官方网站、政务新媒体平台发布前一天的疫情情况，至3月31日，共发布71次。2月3日起英文网站同步发布，至3月31日，共发布58次。
● 外交部发言人介绍中方将应世界卫生组织邀请，派代表参加《国际卫生条例》突发事件委员会会议等情况。
● 世界卫生组织在官网发布消息说，1月20日至21日派团对中国武汉进行了现场考察，到访武汉天河国际机场、中南医院和湖北省疾控中心。中国专家与世界卫生组织驻华代表高力、世界卫生组织西太区办事处事件管理主任巴巴图德等考察团成员分享了包括病例定义、临床管理和感染控制在内的一系列规程，可用于国际指南的制定。

1月22日 ● 国家卫生健康委收到美方通报，美国国内发现首例确诊病例。

● 中国疾控中心周报（英文版）首次报道武汉新冠肺炎疫情流行病学调查结果。

● 英国医学理事会格拉斯哥大学病毒研究中心和西安交通大学利物浦大学合作，根据序列分析新冠病毒可能来源于蝙蝠而不是蛇。相关分析结果于1月22日在病毒学论坛 virological 公布。

● 国家生物信息中心开发的2019新型冠状病毒信息库正式上线，发布全球新冠病毒基因组和变异分析信息。

1月23日 ● 武汉疫情防控指挥部发布1号通告，10时起机场、火车站离汉通道暂时关闭。

● 交通运输部紧急通知，全国暂停进入武汉道路水路客运班线发班。

● 中科院武汉病毒研究所、武汉金银潭医院、湖北省疾病预防控制中心研究团队发现新冠病毒的全基因组序列与SARS-CoV的序列一致性有79.5%。相关结果当日在bioRxiv预印版平台发表。

1月24日
- 北京中日友好医院、中国医学科学院、武汉金银潭医院等研究团队在英国《柳叶刀》杂志发表《武汉地区的新型冠状病毒感染者临床特征分析》。
- 世界卫生组织总干事谭德塞在社交媒体表示，感谢中国政府的配合与透明，中国政府成功锁定病毒基因组，并快速分享给了国际社会。
- 国家微生物科学数据中心和国家病原微生物资源库共同建成"新型冠状病毒国家科技资源服务系统"，发布新冠病毒第一张电子显微镜照片和毒株信息。

1月25日
- 由中国疾控中心领衔，多家医院和科研机构联合发表论文《2019年中国肺炎患者的新型冠状病毒》，通过全基因组测序发现了一种从未见过的乙型冠状病毒属病毒，它成为可以感染人类的冠状病毒科中的第七个成员。

1月27日
- 国家卫生健康委主任马晓伟应约与美国卫生与公众服务部部长阿扎通话，就当前新型冠状病毒感染的肺炎疫情防控工作进行交流。

1月29日
- 中共中央政治局委员、中央外事工作委员会办公室主任杨洁篪应约同美国国务卿蓬佩奥通电话。蓬佩奥对疫情发生后中方及时回应美方关切表示赞赏。

- 中科院武汉病毒研究所研究团队有关新型冠状病毒基因组序列信息的论文正式被英国《自然》杂志接收。
- 中国疾控中心在美国《新英格兰医学杂志》发表新冠肺炎疫情流行病学特征分析文章。
- 武汉金银潭医院、上海交通大学医学院、中国科学院武汉病毒研究所等研究团队在英国《柳叶刀》杂志发表《中国武汉 2019 年新型冠状病毒肺炎 99 例流行病学及临床特征的描述性研究》文章。
- 中国疾控中心等研究团队在英国《柳叶刀》杂志发表《2019 年新型冠状病毒的基因组表征和流行病学：对病毒起源和受体结合的影响》，对来自中国武汉 9 名确诊患者的 10 个 2019–nCoV 基因组序列进行了新的遗传分析。
- 中国科学院上海药物研究所研究团队等在 bioRxiv 预印版平台发表文章，介绍通过计算机辅助模拟药物筛选的研究结果。
- 中国科学院自动化研究所等在 medRxiv 预印版平台发表文章，介绍根据中国疾控中心每日报告的病例数分析疫情发展趋势的研究结果。

1 月 30 日
- 中国疾控中心等机构在美国《新英格兰医学杂志》上发表《新型冠状病毒感染的肺炎在中国武汉早期传播动力学》，通过对 425 例新冠肺炎确诊患者数据研究，揭示了疫情发生至 1 月 22 日新冠病毒的传播规律。

2月2日 ● 国家卫生健康委主任马晓伟致函美国卫生与公众服务部部长阿扎，就双方卫生和疫情防控合作再次交换意见。

2月3日 ● 截至当日，中方向美方通报疫情信息和防控措施30次。内容包括同美国疾控中心在华项目负责人实时分享中方诊疗方案、防控方案、中国与全球分享防控经验知识库链接等多个方面。

● 中国疾控中心负责人接待美国哥伦比亚大学有关学者来访。

● 复旦大学、华中科技大学武汉中心医院、中国疾控中心传染病预防控制研究所、武汉市疾控中心、澳大利亚悉尼大学等研究团队在英国《自然》杂志发表《一种与中国呼吸道疾病相关的新型冠状病毒》。

2月4日 ● 中国疾控中心负责人应约与美国国家过敏症和传染病研究所主任通电话，交流疫情信息。

● 中国科学院武汉病毒研究所、军事科学院军事医学研究院等研究团队在《细胞研究》期刊发表《瑞得西韦和磷酸氯喹能在体外有效抑制新型冠状病毒》。

2月7日 ● 中国国家主席习近平应约与美国总统特朗普通电话。习近平强调，中方不仅维护中国人民生命安全和身体健康，也维护世界人民生命安全和身体健康。我们本着公开、透明、负责任态度，及时向世界卫生组织以及美国在内的有关国家和地区作了通报，并邀请世界卫生组织等相关专家前往武汉实地考察。

2月10日 ● 世界卫生组织先遣组成员抵达北京。

2月14日 ● 针对美国白宫国家经济委员会主任库德洛日前称中国政府应对疫情缺乏透明，世界卫生组织卫生紧急项目负责人迈克尔·瑞安指出，库德洛言论与事实不符，中国政府积极配合世界卫生组织，展现出很高的透明度。

2月16日 ● 中国—世界卫生组织联合专家考察组开始为期9天的在华考察调研工作，对北京、成都、广州、深圳和武汉等地进行实地考察调研。

2月22日 ● 中国—世界卫生组织新冠肺炎联合专家考察组前往湖北省开展现场调研（至23日）。考察组访问了同济医院光谷院区、武汉体育中心方舱医院，赴湖北省疾控中心调研湖北省和武汉市新冠肺炎疫情防控、医疗救治等情况，并与湖北省联防联控机制成员单位负责人和专家进行交流。

2月24日 ● 中国疾控中心在《美国医学会杂志》发表《新冠病毒疫情特点和经验教训》，对截至2月11日报告的72314例中国内地新冠病毒感染病例的流行病学特征进行描述和分析。

● 英国《柳叶刀》杂志刊发世界卫生组织总干事谭德塞与世界卫生组织首席科学家斯瓦米纳坦共同署名的文章。文章说，中国医生在流感季迅速识别出新冠病毒，并通过全球科研网络与国际同行共享新冠病毒基因组测序信息等，为后续科研工作奠定基础。中国在应对和防控本国新冠肺炎疫情过程中的不懈努力，不但为其他国家争取了宝贵时间，还为国际科学界共同应对这一疫情"铺平了道路"。

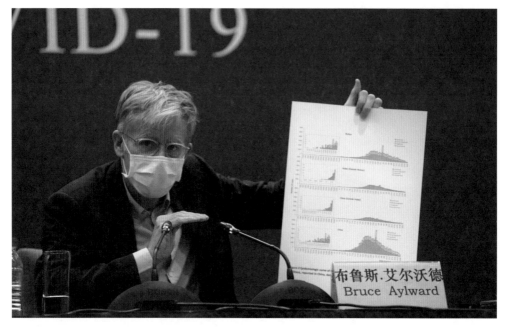

2020年2月24日，中国—世界卫生组织新冠肺炎联合专家考察组在北京举行新闻发布会，世界卫生组织先遣组总干事高级顾问布鲁斯·艾尔沃德在新闻发布会上讲话。

世卫组织：团结全球力量

疫情发生后，中国第一时间测定病毒基因组序列，研制成功快速检测试剂盒，研究确定诊治方案，并向世界卫生组织通报，和全世界科研机构分享；将中国民航发布的航空公司、机场疫情防控技术指南提供给韩国、日本等相关国家民航主管部门和运行单位，供其参考使用；中国民航还进一步加强与国际民航组织的合作，推动国际民航组织完善全球民航共同应对疫情的国际标准和指导材料，指导各国民航以统一的标准应对突发公共卫生事件。

早在2月16日至24日，由多国专家组成的中国—世界卫生组织新冠肺炎联合专家考察组，就在中国4个省份开展为期9天的调研。中方通力合作，代表团顺利开展考察工作。

代表团结束考察后，发布了《中国—世界卫生组织新型冠状病毒肺炎（COVID-19）联合考察报告》。这是中国与世卫组织积极合作的重要成果，也是向世界分享中国疫情防控经验的重要途径。

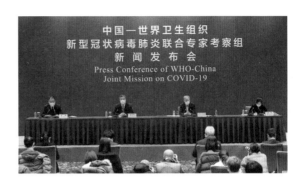

2020 年 2 月 24 日，中国—世界卫生组织新冠肺炎联合专家考察组在北京举行新闻发布会。

 ## "他们的真诚和奉献深深感动了联合考察组所有成员"

2 月 29 日，中国—世界卫生组织发布新型冠状病毒肺炎联合考察报告。报告指出，新型冠状病毒与蝙蝠携带的 SARS 样冠状病毒株全基因组亲缘关系最近，同源性为 96%，蝙蝠似乎是该病毒的宿主，但中间宿主尚未查明。

报告还指出，联合考察组认为，面对这种前所未知的病毒，中国采取了历史上最勇敢、最灵活、最积极的防控措施，尽可能迅速地遏制病毒传播。面对共同威胁时，中国人民凝聚共识团结行动，使防控措施得以全面有效的实施。每个省、每个城市在社区层面都团结一致，帮助和支持脆弱人群及社区。尽管本地区也同样发生了疫情，但是，各省市仍不断地向湖北省和武汉市派遣了数以万计的医务人员，并支援了大量宝贵的个人防护用品。

面对此次疫情中国人民表现出极大的勇气和信念，接受并坚持了最严厉的遏制措施。在中国 26 地为期 9 天的实地考察中，考察组与社区工作人员、一线医务人员、顶级的科学家以及省长和市长进行了坦诚的交流，他们表现出的真诚和奉献精神深深地感动了联合考察组所有成员。

世界卫生组织在这场全球抗疫斗争中始终发挥着领导和统筹的关键作用，团结全球力量共同应对疫情。二十国集团领导人特别峰会声明强调，要完全支持并承诺进一步增强世界卫生组织在协调国际抗疫行动方面的职责。联合国秘书长古特雷斯表示，支持世卫组织的工作对于全球战胜新冠疫情至关重要。

1月3日，中方开始定期向世卫组织等及时、主动通报疫情信息。此后两天，世卫组织首次就武汉出现的不明原因肺炎病例向世界发出警报。

收集全球各类传染病信息、及时发出重要警报是世卫组织重要职能之一。作为联合国框架下的公共卫生专门机构，世卫组织是全球唯一卫生治理协调机制，在全球疫情警报和反应网络框架下与各国政府紧密合作。

世卫组织总干事谭德塞1月30日宣布新冠疫情构成"国际关注的突发公共卫生事件"。从那时起至3月中旬世卫组织内部出现确诊病例，谭德塞几乎每个工作日都举行线下记者会，向世界说明疫情进展，提出应对建议。后来日内瓦疫情加重，世卫组织仍坚持每周3次举行线上记者会。2月初，世卫组织发布应对疫情的战略准备和应对计划，确定各国须采取的行动及所需资源，并针对特定国家的防控计划提供指导。

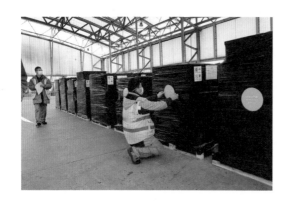

2020年3月1日，由联合国儿童基金会从德国采购的疫情防控物资运抵上海浦东国际机场，工作人员为这批即将运往湖北的物资张贴标志。

这样的行动与成效，得到国际社会广泛认可。法国总统马克龙申明对世卫组织的信任和支持；新加坡总理李显龙高度赞赏世卫组织的领导和专业性；南非总统拉马福萨说："世卫组织和谭德塞总干事在史无前例的全球卫生危机中展示出的领导力是不可估量的。"英国首相约翰逊的发言人表示："英国支持世卫组织在协调全球抗疫方面发挥的作用。"英国政府4月12日宣布向国际机构捐资2亿英镑抗疫，其中6500万英镑提供给世卫组织。

世界上一旦有地方出现严重疫情世卫组织就会紧急组织专家去现场了解情况，并据此发布应对指导。2月上旬，世卫组织就派专家组前往中国考察疫情，为此后指导抗疫发挥重要作用。

在美国呼吁合作的声音不时涌现

2月29日，在美国杜克大学举行的一场美中关系研讨会上，美中贸易全国委员会会长克雷格·艾伦在会上呼吁，为了美中两国人民的利益，两国要抓住这次机会。美方科研人员尤其感谢中方第一时间公开新型冠状病毒基因序列，为各国基于此信息开发疫苗创造了条件。美国与中国制度不同、国情不同，应对疫情的方式也不可能完全相同。但作为科学来说，总有一些共性可以相互借鉴。

一些美国媒体开始分享中国的防疫经验。3月2日，美国Vox网站发表名为《中国的新冠肺炎疫情病例终于下降了，世卫组织官员解释了原因》的文章。该媒体专门采访了带团前往中国的世界卫生组织总干事高级顾问布鲁斯·艾尔沃德。艾尔沃德称，中国抗击新冠肺炎疫情最重要的经验就是速度。美国自由派媒体《琼斯夫人》3月5日报道称，中国在"一瞬间"就建成了两所可以容纳2600张病床的医院，这对防控疫情有很大帮助。

中国支援见证"风月同天"

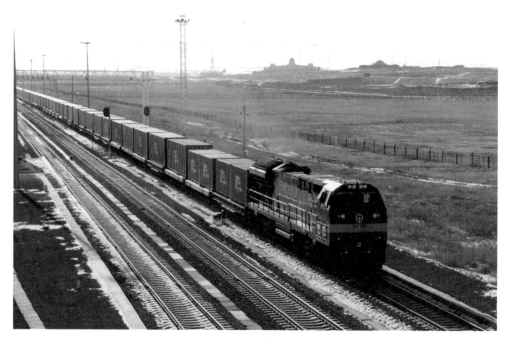

2020年3月12日，从满洲里站驶出的中欧班列。

在这场席卷世界的疫情中，中国首当其冲，为此也采取了最严厉的措施。从1月23日武汉封城开始，经过一个多月的努力，中国抗疫成效显著，全国大部分省市和地区都已经没有了新增确诊病例，哪怕疫情最为严重的武汉新增确诊个位数也成为了常态。那时，中国的疫情已经获得控制，距离歼灭疫情不远了。

然而，就在中国疫情还未结束之时，其他国家的疫情就暴发了。韩国、意大利、伊朗、日本等国确诊病例持续增加。3月11日，世界卫生组织总干事谭德塞说，新冠肺炎疫情已具备全球大流行特征。

同海之浪，同树之叶

疫情没有国界，人间自有真情。"中方秉持人类命运共同体理念，愿同各国分享防控有益做法，开展药物和疫苗联合研发，并向出现疫情扩散的国家提供力所能及的援助。"习近平主席在二十国集团领导人应对新冠肺炎特别峰会上的重要讲话，既是真诚的宣言，更是有力的行动。在全球抗疫的关键时刻，"中国邮包"火速派发，"中国专家"陆续出征，"中国经验"倾囊相授……对外抗疫援助，是新中国成立以来援助时间最集中、涉及范围最广的一次紧急人道主义行动。

山川异域，风月同天。中国人民永远不会忘记，在中国抗击疫情最困难的时候，国际社会所给予的支持和帮助。江苏无锡新吴区当初收到友好城市日本丰川市捐赠的4500只口罩，在得知友城物资告急后，迅速组织返捐5万只口罩；

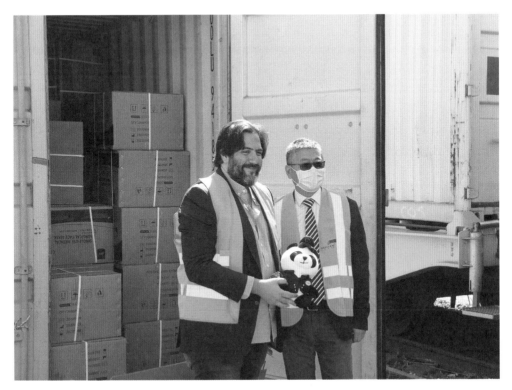

抗疫物资到巴黎

意大利当初赠送中国 4 万只口罩，中国回赠达数百万只；俄罗斯曾送来 200 万只口罩，此后通过各种渠道收到 1.5 亿只来自中国的口罩……统计显示，截至 5 月中旬，中国已经或正在向 150 多个国家和国际组织提供急需的医疗物资援助，并积极为各国在华进行商业采购提供便利。滴水之恩，涌泉相报，这是中华民族赓续千载的优良传统，也是流淌在中华民族血脉里的道德基因。

新冠肺炎疫情在全球蔓延，给人民生命安全和身体健康带来巨大威胁。真诚尊重每一个生命、全力拯救每一个病患，保护好本国人民的生命安全和身体健康离不开人道主义精神，打赢疫情防控全球阻击战同样离不开人道主义精神。疫情发生以来，向多个国家派遣抗疫医疗队、建立疫情防控网上知识中心、举行数十场专家视频会议、提供大量抗疫物资援助……中国在继续做好国内疫情防控的同时，在力所能及的范围内向有需要的国家提供援助，这是出于守望相助、同舟共济的价值理念，也体现了中国人民的善良与爱心。正因如此，中

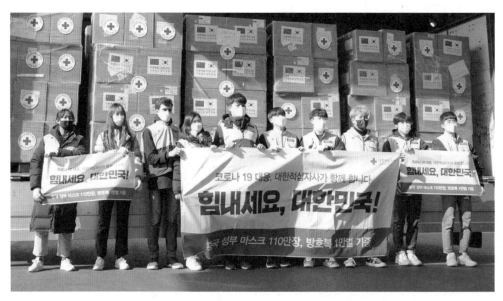

2020 年 3 月 20 日，中国政府向韩方捐赠的 110 万个口罩等防疫物资，从仁川机场向韩国各地发出。图为韩方人员在中国捐赠物资前合影。

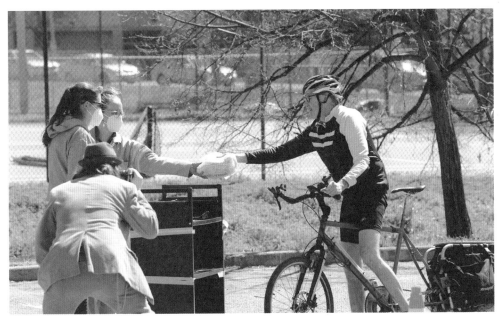

2020 年 4 月 3 日，美国弗吉尼亚阿灵顿县发起抗疫物资捐赠活动，当地民众积极支援抗疫。

国从不会在朋友有难时袖手旁观、避而远之，更不会在伸出援手时夹杂私利、附加条件。这样的努力值得尊重，这样的付出已被历史铭记。

"我们是同海之浪，同树之叶，同园之花"。正如中国对外提供的援助物资上写的这句意大利名言，人类只有一个地球家园，各国共处"地球村"。这场突如其来的疫情警示世人，面对人类共同的敌人，没有任何国家可以独善其身。抗击疫情早已不是一国一城的事情，而是维护全球公共卫生安全之战、维护人类健康福祉之战、维护世界发展繁荣之战。中国的对外抗疫援助，是秉持初心而不是收买人心，是计天下利而不是谋私利，这是中国在国际交往中坚持正确义利观的自觉行动，是践行人类命运共同体理念的责任担当。

"投桃报李"的回馈和感恩

面对新形势,中国尽己所能向各国提供援助,是"投桃报李"的回馈和感恩。早在 2 月 13 日,中国抗疫初期,伊朗捐赠的 N95 口罩等第二批医疗物资抵达中国。伊朗驻华大使馆在官方微博上喊出"武汉胜则湖北胜,湖北胜则中国胜,中国胜则世界胜!"为中国加油打气。当伊朗疫情加剧,中国驻伊朗大使馆第一时间向伊朗捐赠 25 万只口罩和 5000 人份核酸检测试剂盒,这批物资的包装盒上写着:"亚当子孙皆兄弟,兄弟犹如手足亲。"这是出自古代波斯著名诗人萨迪的名句。字里行间,闪烁着两国的深厚感情和坚定支持。伊朗卫生部官员向来自中国的最美"逆行者"表达了敬意,感谢中方在伊困难时刻提供医疗物资和技术支持,愿同中方加强交流合作,借鉴中方抗疫经验。

雪中送炭暖人心。塞尔维亚总统武契奇和匈牙利总理欧尔班等亲赴机场,迎接中国抗疫医疗专家组和援助物资;柬埔寨首相直播中国医疗专家组抵达金边,60 万网友在线观看;意大利外长迪马约高度评价中国医疗专家到来和他们携带的援助物资的重大意义……国际社会的赞誉充分表明,"中国正在做的事情是正确的",中国援助所展现出的国际人道主义精神备受尊重。疫情无情人有情。不少受疫情影响的国家缺少口罩、防护服、核酸检测试剂、呼吸机等医疗物资,中国第一时间伸出援手,多国对此表示感谢。

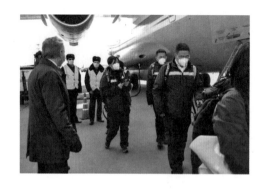

2020 年 4 月 11 日,中国政府赴俄罗斯抗疫医疗专家组成员抵达俄罗斯首都莫斯科。

"这幅画，希望战斗在第一线的他们能够看到"

意大利时间 3 月 12 日 22 时 31 分（北京时间 13 日 5 时 31 分），经过十余小时飞行，中国政府派遣的由国家卫生健康委和中国红十字会组建的专家组一行 9 人，携带 31 吨医疗物资自上海飞抵罗马菲乌米奇诺机场。

为感谢中国援助意大利，意大利那不勒斯女孩奥罗拉（Aurora）画了一幅画，这幅画中的意大利地图被两位医护托举起，最上面的一位身上的颜色是意大利国旗的绿白红三种颜色，下面的这位则身穿中国国旗的衣服："这幅画献给医生护士以及那些从中国来帮助我们的人，希望战斗在第一线的他们能够看到。"

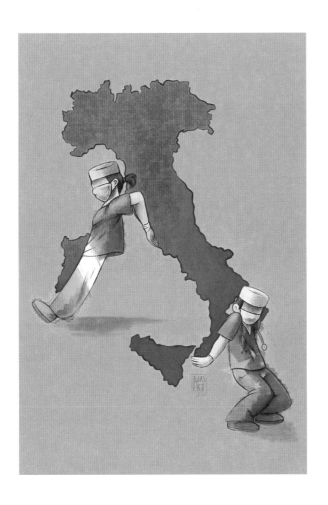

3月9日，一架中国东方航空公司货运包机缓缓降落在卡拉奇真纳国际机场的跑道上，中国驻卡拉奇总领事李碧建和巴卫生部、食品安全研究部、民航局官员已在此等候多时，共同见证中国援助巴基斯坦抗疫及首批救灾物资抵达。

新冠肺炎疫情肆虐全球，沙漠蝗虫灾害横扫非洲、南亚。巴基斯坦输入性新冠肺炎患者已达7例，疫情防控工作空前吃紧，民众不安情绪增加。与此同时，一场空前的沙漠蝗灾危机降临。受疫情、灾情双重影响，巴基斯坦正面临数十年未有之严峻挑战。

2月初，中国政府紧急调运1000支新冠肺炎试剂盒援巴，缓解巴燃眉之急。2月下旬至3月初，中国灭蝗工作组赴巴信德省、俾路支省、旁遮普省实地考察，跋涉数千公里，采集蝗虫标本，对巴境内蝗灾的成因、特点、本地实际情况进行详细调研，提出综合治理蝗虫方案。

中巴两国历来有互帮互助的优良传统。2020年年初，在中国抗疫最困难的时刻，巴政府不断航，并拿出了全国医院库存口罩捐给中国。患难见真情，特殊时期的互帮互助，再次彰显了国与国之间的深厚友谊。

疫情发生以来，日本各界纷纷采取行动，为中国提供了不少支援。在日本深受疫情困扰的当下，中国也立刻伸出了援助之手。

早在2月27、28日，中国政府援助的5000套防护服和10万只口罩已部分抵达东京。与此同时，民间援助的物资也在源源不断涌向日本：

3月3日，马云公益基金会和阿里巴巴公益基金会捐赠的100万只口罩抵达东京成田机场；

3月11日，日本札幌市收到友好城市中国沈阳市捐赠的2.5万只口罩；

此外，缔结友好关系的中国黑龙江省也捐赠了2万只口罩……

外交部发言人华春莹在推特上多次用日语对日本国民表达了支持与慰问："一衣带水，守望相助。"

非洲是国际公共卫生安全的薄弱环节。中国援助18个非洲国家的抗疫物资在4月6日顺利运抵非洲，包括呼吸机、N95口罩、防护服、手套等医疗设备和防护用品；由马云公益基金会和阿里巴巴公益基金会向54个非洲国家捐赠的大量医疗物资也陆续抵达非洲。非洲联盟表示，这些医疗物资将极大增强非洲应对新冠肺炎疫情的能力。事实上，控制疫情在发展中国家蔓延，一方面有利于全球疫情防控，另一方面也可减少疫情对世界经济带来更深创伤。发展中国家普遍存在公共卫生体系服务能力、管理能力的欠缺，疫苗研发等医疗科研技术的欠缺，应对疫情带来的经济压力时资金的欠缺，这些问题都需要全球各国一起努力帮助解决。

在非洲的华人华侨也行动起来提供抗疫支持。在津巴布韦，一些在津民营企业主动出资为津巴布韦的新冠肺炎定点医院——威尔金斯医院进行升级改造。来自华人企业的施工队24小时不停工，用10天左右的时间将原来设施陈旧、建筑老化，隔离条件不足的医院打造一新。除此之外，中国企业和在津华人社团还向津方捐赠新冠肺炎检测试剂盒、口罩和防护服等医疗物资。在津华人还组织了捐助流浪汉的项目，帮助津巴布韦政府解决街头流浪汉的温饱问题。项目的组织者之一雷霆说，很多在津华人看到街头流浪汉的相关新闻后主动愿意提供帮助，短短3天内该项目就筹集了数万元资金，向被捐助的人们送去了食品和卫生用品，"在津华人的公益一直都在持续，很多华人在疫情期间在组织捐助活动，还有华人企业向津方警察捐赠了2万个口罩。津巴布韦民众整体来讲非常善良，对中国人也很友好，我们也应该努力回馈这份友好，不断巩固中津友谊"。

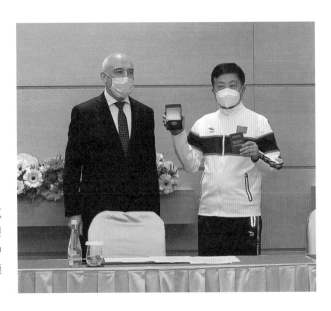

2020年4月27日，在乌兹别克斯坦首都塔什干，乌兹别克斯坦卫生部长沙德马诺夫（左）向中国赴乌联合工作组领队罗礼生颁发奖章和奖状。

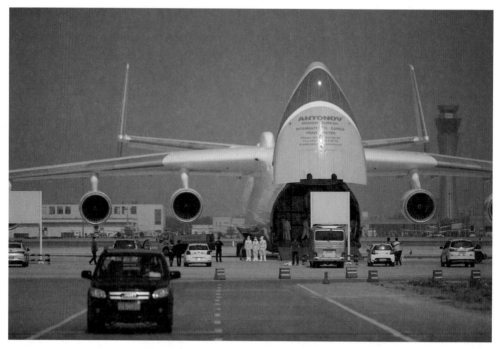

2020 年 4 月 13 日，世界最大运输机安 225 停靠天津滨海国际机场。这辆运输机来自乌克兰，它将装载防疫物资，并将其运输到欧洲。

紧急时刻，中国助力世界战"疫"

在这场世界战"疫"中，中国始终积极推动抗击疫情国际合作，本着人道主义精神向其他国家提供帮助，彰显以人为本、尊重生命的大爱。"中方秉持人类命运共同体理念，愿同各国分享防控有益做法，开展药物和疫苗联合研发，并向出现疫情扩散的国家提供力所能及的援助。"习近平主席在二十国集团领导人应对新冠肺炎特别峰会上的重要讲话，将世人的目光引向中国高度负责任的行动。

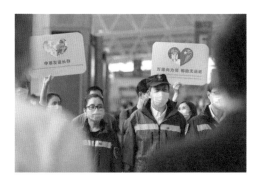

2020 年 3 月 21 日，中国赴塞尔维亚抗疫医疗专家组在广州白云机场等待出发。

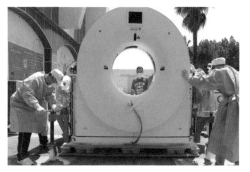

2020 年 4 月 12 日，在伊拉克首都巴格达，中国援助伊拉克防治新冠肺炎医疗专家组将抵达的 CT 设备转运到机房。

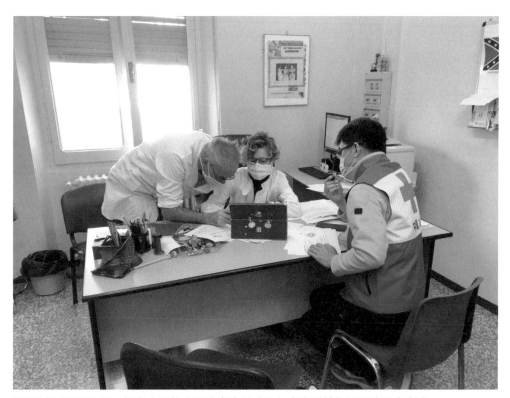

2020 年 3 月 21 日，援意中国抗疫医疗专家组成员与意大利帕维亚医院医生交流。

2020 年 2 月 29 日	● 中国红十字会志愿医疗专家组抵达伊朗。
	● 中国—世界卫生组织新型冠状病毒肺炎联合考察报告发布。
3 月 4 日	● 国家卫生健康委向日本、伊朗、韩国、意大利、新加坡、巴勒斯坦卫生行政部门或组织致函，对上述国家当前疫情表示慰问，希望加强信息共享和技术合作。
	● 外交部联合国家卫生健康委共同就新冠肺炎疫情同阿塞拜疆等 6 国及上合组织专家举行多边视频会议，就防控举措、诊断筛查、实验室检测等进行深入交流。
	● 国务院新闻办公室在北京和湖北武汉同步举行记者见面会，参与一线救治工作的中国专家在武汉介绍治疗新冠肺炎的做法，请记者在北京远程视频连线提问。见面会全程用英文。
	● 中国疾控中心专家参加世界卫生组织全球应急准备监测委员会新冠肺炎疫情应对电话会议。
	● 钟南山与欧洲呼吸学会负责人视频连线，向欧方介绍中国抗疫成果经验。
3 月 5 日	● 外交部会同国家卫生健康委与阿塞拜疆、白俄罗斯、格鲁吉亚、摩尔多瓦、亚美尼亚、土库曼斯坦以及上合组织秘书处举办新冠肺炎疫情专家视频交流会。

国务院新闻办公室就抗击疫情国际合作有关情况举行新闻发布会。国家卫生健康委相关负责人说，中方与世界卫生组织等国际和地区组织、相关国家卫生部门负责人多次通信、通话，接待埃及总统特使、卫生部长专程访华。第一时间向全球分享病毒全基因序列、引物和探针，与全球 100 多个国家、10 多个国际和地区组织分享疫情防控和诊疗方案等技术文件，与世界卫生组织、东盟、亚太经合组织等国际和地区组织，以及日本、俄罗斯、德国、美国等国家通过专家研讨和远程会议等方式开展技术交流，及时分享中国疫情防控经验和方案。外交部相关负责人就中国抗击疫情国际合作介绍情况，并回答记者提问。

3月6日
中方向东盟、日本、韩国、也门、伊朗、伊拉克、阿联酋、欧盟等分享中国临床专家新闻发布会视频。

外交部发言人就个别媒体称病毒是"中国制造"答记者问，强调病毒溯源工作仍在进行中。疫情首先出现在中国，但不一定发源在中国。要共同反对"信息病毒""政治病毒"。

3月7日
中国红十字会总会派遣的中方医疗专家组和中方援助的防疫物资抵达伊拉克。

- 国家卫生健康委同智利方面分享最新版诊疗方案等技术资料，表示愿通过远程在线方式进行技术交流。向重点国家和地区分享第七版诊疗方案英文版。
- 中方宣布向世界卫生组织捐款 2000 万美元，以支持世界卫生组织开展抗击新冠肺炎疫情的国际合作。

3月9日
- 外交部发言人在例行记者会上表示，中国愿在克服自身困难的同时，向有关国家提供口罩等医疗防护物资，支持各国抗疫，携手应对并最终打赢这场疫情防控阻击战。

3月10日
- 国家卫生健康委会同外交部与 10 个南太平洋岛国召开肺炎防控技术交流电视电话会，组织专家介绍中国防控措施和阶段性成果，分享疾病信息、防治经验，解答外方关切的问题。

3月11日
- 国家卫生健康委协调专家参加世界卫生组织美洲区会议，介绍中国关于新冠肺炎疫情防控经验。

3月12日
- 二十国集团领导人利雅得峰会第二次协调人会议在沙特举行，会议就新冠肺炎大流行及其对各国人民和全球经济的影响进行讨论，会后发表《二十国集团协调人关于新冠肺炎的声明》。

- 中日韩三国疾控中心主任召开新冠肺炎疫情防控技术电话会，三方介绍本国当前疫情防控情况，并就具体技术问题进行交流和研讨。
- 中国与世界卫生组织在北京以视频连线方式举办新冠肺炎防治中国经验国际通报会。有关国家驻华使馆和国际组织代表参加会议，世界卫生组织西太区与有关国家代表通过视频远程参会。中方同世界卫生组织在会上共同发布最新诊疗方案和防控方案英文版。
- 首批中国抗疫医疗专家组抵达意大利，并带来部分中方援助的医疗物资。

3月13日
- 中国—中东欧国家新冠肺炎疫情防控专家视频会议举行。外交部、国家卫生健康委的官员以及中方疾控、临床、民航、海关、社区留观等领域的专家，同阿尔巴尼亚、波黑、保加利亚、克罗地亚、捷克等 17 个中东欧国家的政府官员和卫生专家举行视频会议，分享抗疫信息，交流防控经验。

3月17日
- 国产 14 种检测试剂盒已向 11 个国家供货。向柬埔寨捐赠的首批检测试剂盒运抵金边。

3月18日
- 第二批中国抗疫医疗专家组抵达意大利，随机携带了呼吸机、双通道输液泵、监护仪、检测试剂等 9 吨中方捐助的医疗物资。

中国同非洲国家首次就新冠肺炎疫情防控举行专家视频会议。埃塞俄比亚、肯尼亚、利比里亚等国卫生部长，非洲疾控中心副主任等 24 个非洲国家的政府官员、卫生专家以及世界卫生组织驻部分国家代表等共近 300 人通过网络在线与会。

中国同蒙古国举行新冠肺炎疫情技术交流视频会，就疫情形势、防控措施、诊断筛查、诊疗方案等内容进行了深入交流，分享疫情防治经验。

3 月 19 日　中国疾控中心专家参加世界卫生组织 /GOARN 电话会议，介绍中国防控经验。

钟南山在防控经验国际分享交流会上说，新冠病毒在多国蔓延，必须高度重视，"四早"是控制疫情的关键。

3 月 22 日　中国援助塞尔维亚抗疫医疗专家组抵达塞尔维亚，由中国政府捐赠的一批医疗物资同机抵达。

3 月 23 日　中国抗疫医疗专家组抵达柬埔寨，随机运抵的还有一批中方援助的医疗物资。

3 月 25 日　中国援建伊拉克的核酸检测实验室在巴格达揭牌。

广州呼吸健康研究院计划与美国吉利德科学公司签订协议开展中方牵头的关于瑞德西韦的药用评价研究。

3月26日
● 中国第三批抗疫医疗专家组抵达意大利，所乘飞机携带了呼吸机、监护仪、口罩等中方捐助的医疗物资。

● 国家国际发展合作署数据显示，截至当日，中国已分4批组织实施对89个国家和4个国际组织的抗疫援助，第5批援助实施方案正在制订。

3月28日
● 中国抗疫医疗专家组抵达巴基斯坦，随机运抵的还有一批中方援助的医疗物资。

● 应欧洲呼吸学会邀请，中国工程院副院长、呼吸与危重症医学专家王辰参加视频连线，向欧洲医师及有关卫生管理人员介绍新冠肺炎防控卫生政策。

3月29日
● 中国抗疫医疗专家组抵达老挝，专家组随机携带了医疗救治、防护物资及中西药品等中方捐赠的医疗物资。

3月30日
● 中国向委内瑞拉派遣的抗疫医疗专家组抵达委内瑞拉首都加拉加斯，中方捐赠的检测试剂、防护用品、药品等物资也一同抵达。

● 应美国胸科医师协会邀请，中国医疗专家与美国同行共同参加"新冠肺炎网络论坛"，分享中国抗击新冠肺炎的经验。

● 由中资民营企业出资援建的津巴布韦新冠肺炎定点诊疗医院威尔金斯医院升级改造项目竣工交付。

国家卫生健康委主任马晓伟与美国卫生与公众服务部长阿扎通电话，落实中美两国元首 3 月 27 日通电话精神，分享中方疫情防治阶段性情况，并就下一步合作交换意见。

3 月 31 日 ● 外交部发言人在例行记者会上说，中国政府已向 120 个国家和 4 个国际组织提供了包括普通医用口罩、N95 口罩、防护服、核酸检测试剂、呼吸机等在内的物资援助，中国地方政府已通过国际友好城市等渠道向 50 多个国家捐赠医疗物资，中国企业向 100 多个国家和国际组织捐赠了医疗物资。

中欧班列为国际抗疫合作提供物流保障

2020 年一季度，中欧班列共发运防疫物资 1440 吨，运达波兰、西班牙、立陶宛等国，并以其为节点运至其他欧洲国家。在各国共同抗击疫情之际，中欧班列成为稳定国际物流供应链、畅通国际合作防疫物资运输的高效物流通道。

4 月 6 日，历经 16 天，行程 13052 公里，从义乌出发的"义新欧"（义乌—马德里）班列鸣笛靠站，缓缓驶进西班牙马德里场站。该趟班列搭载了中国捐赠给西班牙政府的医疗防护物资，还包括汽车零部件、小商品等货物。4 月 23 日，中欧班列（义新欧）"中国邮政号"抵达波兰……

面对疫情挑战，中国全力保障中欧间铁路运输通道安全畅通，通过中欧班列常态化运营，组织防疫物资出口欧洲，用实际行动支援欧洲国家抗疫，传递守望相助、共渡难关的决心和力量。

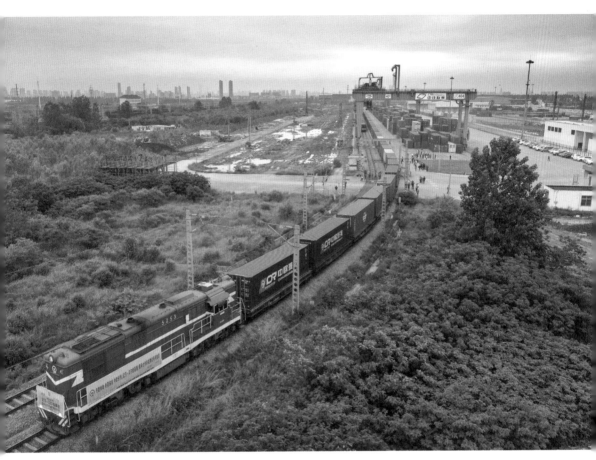

2020 年 5 月 9 日，满载防疫物资的 75041 次中欧班列从中国铁路武汉局集团公司吴家山站开出，驶往塞尔维亚共和国首都贝尔格莱德。

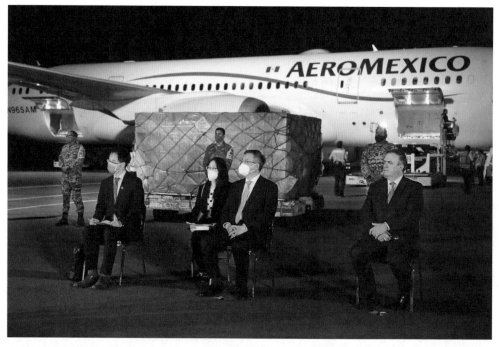

当地时间 2020 年 5 月 12 日晚，墨西哥第 10 架从中国采购防疫医疗物资的包机抵达墨西哥城。

为团结合作抗疫持续贡献中国力量

联合抗疫才是应对全球疫情的唯一选项。正如习近平主席在 3 月 26 日 G20 峰会上强调的，病毒无国界，疫情是我们的共同敌人，各国必须携手拉起最严密的联防联控网络。

中国政府为什么积极援助世界抗疫？答案只有一个：只有携起手来，才能共同佑护各国人民生命和健康，共同佑护人类共同的地球家园。共同构建人类卫生健康共同体，关乎全人类福祉，各国理当共同努力。

5 月 18 日晚，习近平主席在第七十三届世界卫生大会视频会议开幕式上发表题为《团结合作战胜疫情共同构建人类卫生健康共同体》的致辞。在人类抗击新冠肺炎疫情的关键时刻，习近平主席从共同构建人类卫生健康共同体的高度，深刻阐述中国抗疫主张，提出一系列重要倡议，对于提振全球抗疫信心，推进国际抗疫合作，擘画未来全球治理体系，具有重要的现实和深远意义。

　　人类正在经历第二次世界大战结束以来最严重的全球公共卫生突发事件。站在重大历史关头召开的本届世界卫生大会视频会议受到全球高度关注，习近平主席应邀致辞，体现了国际社会对中国疫情防控成就的高度认可，体现了中国在国际抗疫合作中的重要作用。

　　如何调动全球资源打赢疫情防控阻击战？习近平主席提出六条建议：全力搞好疫情防控，发挥世卫组织领导作用，加大对非洲国家支持，加强全球公共卫生治理，恢复经济社会发展，加强国际合作。这些基于中国抗疫实践得出的宝贵经验，既着眼当前面临的紧迫问题，又兼顾国际公共卫生领域长远合作考量，形成有机统一的完整体系。透过六条建议，世界进一步感知中国始终是团结合作的坚定倡导者。第七十二届世界卫生大会主席、老挝卫生部长本贡·西哈冯表示，习近平主席的致辞"让我们受到了极大的鼓舞"，中国积极参与国际抗疫合作，为世界提供必要且宝贵的援助，"在抗击疫情的关键时刻，中国作出了巨大贡献"。

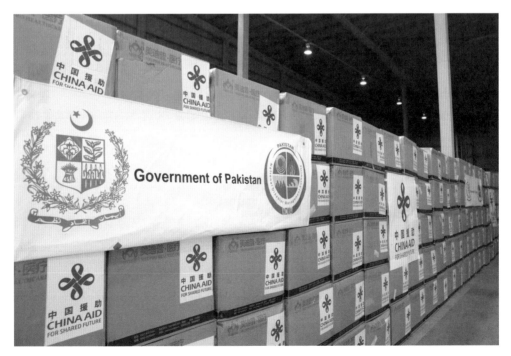

中国政府向巴基斯坦捐赠的第六批抗疫物资

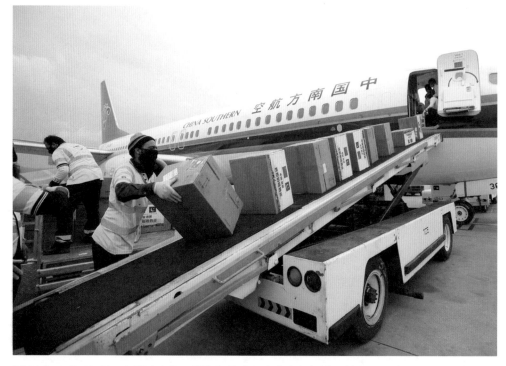

2020 年 3 月 28 日，中国政府赴巴基斯坦抗疫医疗专家组抵达巴基斯坦。这是工作人员在机场卸载中国捐赠的医疗救治物资。

习近平主席强调，中国始终秉持构建人类命运共同体理念，既对本国人民生命安全和身体健康负责，也对全球公共卫生事业尽责。为推进全球抗疫合作。世界共同欢迎中方宣布的五项举措：

——中国将在两年内提供 20 亿美元国际援助，用于支持受疫情影响的国家特别是发展中国家抗疫斗争以及经济社会恢复发展。

——中国将同联合国合作，在华设立全球人道主义应急仓库和枢纽，努力确保抗疫物资供应链，并建立运输和清关绿色通道。

——中国将建立 30 个中非对口医院合作机制，加快建设非洲疾控中心总部，助力非洲提升疾病防控能力。

——中国新冠疫苗研发完成并投入使用后，将作为全球公共产品，为实现疫苗在发展中国家的可及性和可担负性作出中国贡献。

——中国将同二十国集团成员一道落实"暂缓最贫困国家债务偿付倡议"，并愿同国际社会一道，加大对疫情特别重、压力特别大的国家的支持力度，帮助其克服当前困难。

这些建设性举措针对当前和今后一个时期全球抗疫的重点和难点，承载着中国为推动国际抗疫合作而积极贡献力量的真诚意愿，彰显出中国始终对本国人民生命安全和身体健康负责，对全球公共卫生事业尽责的大国担当。

这是世界格外需要团结和担当的关键时刻，中国主张映射着国际共识。在本届世界卫生大会上，国际组织负责人和各国领导人的发言，几乎都有"团结""支持世卫组织"这样的关键词。联合国秘书长古特雷斯在开幕式上呼吁："现在是国际社会团结的时候，我们应当共同努力，团结一致，阻止病毒扩散并克服其影响。"世卫组织总干事谭德塞在大会发言中指出："当团结战胜意识形态时，一切皆有可能。"法国总统马克龙说，面对影响到所有人的史无前例的全球危机，必须团结一致，保持头脑清醒并采取有效行动。德国总理默克尔强调，世卫组织是世界卫生领域的合法国际机构，各国应继续努力改进世卫组织的工作程序，并确保可持续的资金支持。

"人类是命运共同体，团结合作是战胜疫情最有力的武器。这是国际社会抗击艾滋病、埃博拉、禽流感、甲型 H1N1 流感等重大疫情取得的重要经验，是各国人民合作抗疫的人间正道。"习近平主席鞭辟入里的深刻阐释，是方向的引领，更是信心的激励。世界需要认识到，只有携起手来，才能共同佑护各

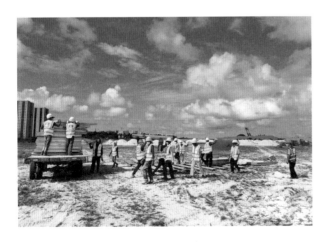

2020 年 4 月 27 日，在马尔代夫胡鲁马累，中国建筑集团有限公司为马方建造用于安置外籍劳工的隔离观察设施工地上，中国工人运输材料。

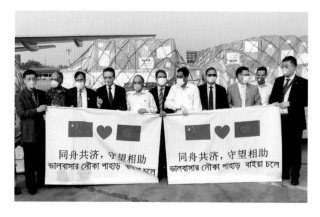

2020年3月26日，中国向孟加拉国提供紧急抗疫医疗物资援助。

国人民生命和健康，共同佑护人类共同的地球家园。共同构建人类卫生健康共同体，关乎全人类福祉，各国理当共同努力。

 ## G20 特别峰会：协力共同抗疫

3月26日晚，G20历史上的首次视频峰会召开，G20成员领导人及疫情较为严重的西班牙、瑞士、新加坡等部分非G20领导人出席。会上，中国国家主席习近平强调，疫情正在全球蔓延，国际社会最需要的是坚定信心、齐心协力、团结应对，呼吁G20成员采取共同举措，提振世界经济复苏士气。

为此，在本次峰会上，习近平主席特别强调，疫情对全球生产和需求造成全面冲击，各国应该联手加大宏观政策对冲力度，防止世界经济陷入衰退；要实施有力有效的财政和货币政策，加强金融监管协调，共同维护全球产业链供应链稳定。

这次G20峰会，也是中国自疫情暴发以来参加的首场重大外交活动。会前，中方就与各国领导人频繁电话沟通，显示了中方力促共识的态度。到会议召开时，取得抗疫阶段性成果的中国，已向包括G20成员在内的80多个国家提供援助。认真履行国际义务，坚持多边主义，这确实是抑制疫情进一步扩散，让国际社会形成更多共识，进而推动全球联合抗疫和共同复苏应该秉持的基本立场。

搭建"云上"医学资源

面对全球疫情的蔓延，中国主动分享防控经验，主动加强国际合作，积极进行国际援助，协力世界共同抗"疫"。

世界卫生组织 4 月 5 日发布第七十六期新冠肺炎疫情报告。报告认为，目前中国已从疫情遏制阶段进入缓解阶段。世卫组织驻华代表加莱亚专门介绍了中国抗疫经验。加莱亚说，中国在防控疫情方面积累了非常重要的经验，特别是因地制宜，采取了适合各地不同情况的公共卫生措施，非常有效地控制了疫情蔓延。他指出，通过保持社交距离、隔离、加强个人卫生等举措，中国人民为遏制疫情蔓延作出巨大努力，产生积极成效。在新冠肺炎疫情战场，中国采取了最全面、最彻底、最严格的防控举措，不仅为世界争取了时间，也为各国战"疫"提供了宝贵经验。

中国科技界让抗疫成果"全透明"

面对全新的病毒挑战，没有任何国家可以独善其身，仅靠单个国家或地区的科技力量也难以彻底取胜，急需世界各国的科技力量开展务实有效的国际合作，优势互补，共建平台，为最终战胜这场疫情提供有力医学科技支撑。

国际科技合作是全球重大传染病防治的有效经验。历史上，面对重大传染病对人类社会的严重威胁，各国都不约而同地选择了携手合作，并肩作战。1918 年大流感席卷全球，在应对疫情过程中，不但促进了现代医学发展，也让各国认识到建立国际合作机制共同抗疫的重要性。20 世纪 60 年代，世界卫生组织开展"天花根除规划"，冷战之中的美国和苏联都参与其中，在各国的共同努力下，1980 年世界卫生组织宣布天花在全世界范围内根除。在 SARS、MERS、H5N1 禽流感、甲型 H1N1 流感、埃博拉等重大流行性传染病中，世界各国携手应对，共同击败人类共同的疫病敌人。人类是一个命运共同体，面对疫情，别无选择。

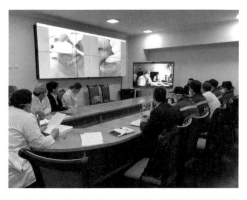

2020 年 4 月 19 日，在乌兹别克斯坦首都塔什干，中国赴乌兹别克斯坦联合工作组成员与乌方定点医院医生远程诊疗患者。

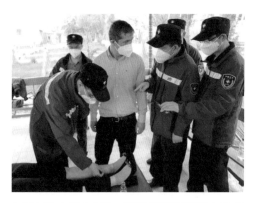

2020 年 4 月 26 日，在乌兹别克斯坦卡拉卡尔帕克斯坦共和国，中国赴乌兹别克斯坦联合工作组专家向乌方介绍中医针灸。

新冠肺炎疫情发生之后，中国科研人员快速分离鉴定出病毒毒株并与世界卫生组织共享了病毒全基因组序列，为全球科学家开展药物、疫苗、诊断研究提供了重要基础。中国定期与世界卫生组织及时、主动通报疫情信息，与其他受疫情影响的国家一道，参加《国际卫生条例》突发事件委员会会议，分享疫情信息，进行科学研判。中国诊疗和防控方案也翻译成了多国文字，为其他国家制定疫情防控策略提供重要参考。

中国在与世界共同抗击新冠肺炎疫情的过程中，对新冠肺炎诊疗方案、临床处理快速指引建议、新冠肺炎及常见合并症药物治疗与药学监护指引……这一系列的抗疫科学数据和成果经验都在线持续更新，分中英文版本供全球临床医务工作者、科研人员及公众查阅。

截至 5 月 8 日，科技部、国家卫生健康委、中国科协、中华医学会联合搭建的新冠肺炎科研成果学术交流平台共有 124 种期刊上线，论文和报告 952篇，总阅读数超过 297 万次。

从科研成果学术交流平台到科研文献共享平台，从新冠病毒资源库到国家科技资源服务系统，从国家全民健康信息平台到海外华人华侨互联网咨询服务平台，中国多个政府部门和机构均积极发布涉新冠肺炎疫情的数据和科学知识，向各方提供及时、全面、透明的信息。

国际知名医学期刊《柳叶刀》一篇评论文章指出，中国科学界反应迅速，实时调查和报告疫情，共享重要的公共卫生、临床和病毒学数据，为中国和全球应对疫情提供了可靠的知识基础。

国家微生物科学数据中心和国家病原微生物资源库联合建设的新冠病毒国家科技资源服务系统 1 月 24 日启动后，即发布中国成功分离的第一株新冠病毒毒株信息及其电镜照片、新冠病毒核酸检测引物和探针序列等重要信息。

中国科学院新冠肺炎科研文献共享平台 3 月底搭建以来，遵循国际科研机构关于公共卫生紧急情况下数据共享的声明，提供开放式的浏览、检索和共享服务，为推动世界各国开展病毒研究和疫情防控提供参考。

同期，中国科学家在《柳叶刀》《科学》《新英格兰杂志》等国际知名学术期刊上发表了数十篇高水平论文，及时提供新冠肺炎首批患者临床特征描述、人际传播风险、方舱医院经验、疫苗动物实验结果等有价值信息，供全球同行交流。

科技部副部长徐南平说，中国科技界及时与全球共享科学数据、技术成果和防控策略，与各国深入开展疫情防控、患者救治、基础研究等科技攻关合作交流，同舟共济、合作共享的理念贯穿始终。

视频连线协力抗"疫"

对于 84 岁的中国工程院院士钟南山来说,视频连线、视频会诊或许已是 2020 年常见的工作内容之一。

3 月 12 日的这次连线,远程视频的对象是数名美国医学界重要专家。

12 日晚,在广州医科大学附属第一医院,钟南山院士和医院重症监护团队与美国哈佛大学医学院及美国重症监护方面的专家进行多方视频连线。

与此时中国国内已经度过疫情高峰相比,美国正面临疫情快速蔓延的挑战。

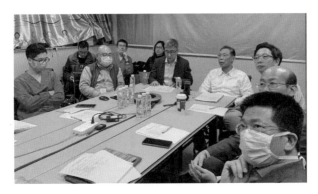

2020 年 3 月 12 日,钟南山(右四)在广州医科大学附属第一医院同医院重症监护团队一起,与美国哈佛大学医学院及美国重症监护方面的专家进行多方视频连线。

此次视频连线后的第三天、北京时间 3 月 14 日凌晨,特朗普总统在白宫宣布,美国进入"国家紧急状态"。

12 日当晚,钟南山团队着重介绍了新冠病毒感染危重患者的临床特点和治疗难点,并讲述了如何快速检测新冠病毒和防控社区聚集性病例。会后,钟南山在接受媒体采访时坦言,美国患者病死率接近 3% 意味着,还有很多病人没有被发现。

这其实已经是钟南山团队与哈佛大学医学院的第 4 次视频连线。而在一周前,钟南山与欧洲呼吸学会候任主席安妮塔·西蒙斯博士进行了视频通话。

这场通话也是用英语进行的。钟南山向西蒙斯博士详细解释了武汉建立方舱医院的意义,以及采取预防接触和隔离措施的效果。

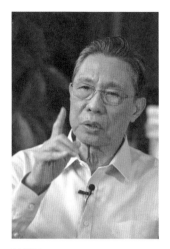

钟南山

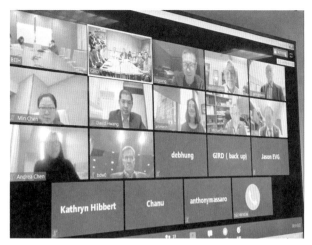

2020 年 3 月 12 日，钟南山等人与美国哈佛大学医学院及美国重症监护方面的专家进行多方视频连线。

在外媒看来，能说一口流利英语的钟南山称得上是中国最知名的流行病学家。哈佛大学在 2020 年 2 月发出过公告，确认与钟南山院士牵头的中国科研工作者展开合作，共同致力于寻求对抗新冠肺炎疫情的更好诊断和治疗方案。哈佛大学官网当时介绍了钟南山的三个身份："著名的肺病学家和流行病学家"、"中国新冠肺炎专家工作组负责人"和"中国呼吸疾病国家重点实验室主任"。

事实上，尽管抗击非典已经过去了 17 年，但时至今日，很多西方媒体介绍钟南山时仍会表示他是"SARS HERO（抗击非典英雄）"。

而这位"SARS HERO"日前在新闻发布会上的另一个判断，更吸引外媒关注。

3 月 12 日下午出席广东省疫情防控例行新闻发布会时，钟南山表示，若各个国家能响应世卫组织的呼吁，采取强有力的行动，新冠肺炎疫情有望在 6 月结束。

这一判断被外媒争相报道。

美国《国会山》日报网站注意到，钟南山发表最新看法之际，中国疫情中心湖北省的新增病例数月来首次下降至个位数。

"我对 6 月份的估计是基于所有国家都采取积极措施的情况。"报道援引钟南山的话说，"但是，如果一些国家不认真对待传染性和有害性，并进行大力干预，它将持续更长的时间。"

在这次发布会上，钟南山同时透露，他现在除了和欧洲学者进行视频连线、跟哈佛医学院进行学术交流外，还与5个国家和地区的学者召开了视频交流会。

他强调，加强与国外的交流很重要，这有利于我们加深对目前治疗方式的认识，也减少国外走弯路，降低国外病死率。

钟南山的国际交流与分享，是中国与世界其他国家合作防控疫情的缩影之一。

据报道，北大第一医院感染疾病科主任王贵强也先后受邀与东盟十国、中亚六国、太平洋岛国连线，并参加了一个与中东欧国家的视频会议。

中国医生的经验分享，以及中国医疗专家团队亲赴伊朗、伊拉克、意大利等疫情严重国家支援当地抗疫，都令众多外国网友发自肺腑地感谢中国。

在非洲，面对南非日趋严重的疫情，中国驻南非大使馆组织了中国专家视频交流会，与南非卫生系统官员及专家分享中国抗疫经验，围绕病毒检测、病例追踪、防控措施等问题进行深入交流。南非卫生部长穆凯兹感谢中国"雪中送炭"。

随着新冠肺炎疫情在非洲的蔓延，津巴布韦也面临着严峻的防控压力。中方积极与津方分享疫情防控经验，与津方开展多种形式的医护人员培训，向津方提供技术、人员、物资支持。津巴布韦卫生和儿童福利部疫情防控司司长佩瑞曾参加中方卫生专家与非洲国家政府官员、专家就新冠肺炎疫情防控的视频会议。他说，中方通过不同方式向津方分享防疫经验，有效的帮助津巴布韦提高抗疫能力。佩瑞说："与中方专家召开的视频连线会议信息量非常大，对津巴布韦的抗疫帮助很大，至关重要。中方在防疫上的很多举措值得推广。除此之外，津方也一直与中国驻津大使馆、中国援津医疗队展开合作，中方医疗队不仅向我们提供疫情信息，对防疫举措提出建议，还帮助我们建立了病例追踪管理系统。"

武汉医生建了一个分享"群"

收集并分享抗疫知识、请专家教授开通直播、发起捐助活动……这是群主叶柏新每天都要抽空忙碌的事情。这个微信群的名字叫做"全球抗击新冠疫情一线医生交流群"，由武汉大学人民医院血液科副主任医师叶柏新创建。

3月22日诞生至5月中旬，已有2500余名来自美国、德国、法国、意大利等20多个国家的医务人员加入，涵盖重症医学科、感染科、呼吸科、心内科、妇产科、儿科、外科等科室。

在群里中国医务人员达485人，不少医学界"大咖"加入，比如复旦大学附属华山医院感染科主任张文宏教授、武汉协和医院急诊科主任张劲农教授、广州呼吸疾病研究院副所长李时悦教授、武汉大学人民医院呼吸与危重症专科II科主任胡克教授等。大家在群里分享经验、专业指导、传递信心，让中国抗疫经验走向世界。

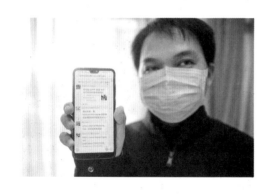

叶柏新医生向记者展示"全球抗击新冠疫情一线医生交流群"

有求"立"应 一条信息的彼端可能关乎一个生命

"当时把群二维码发出去之后，加的人飞速增长。当时看入群人数，从100马上就跳到200、300。"叶柏新说刚开始加群人数很快就达到500人限额，于是第二个、第三个群很快建立并满额。随着申请人数越来越多，腾讯公司特意启用企业微信为其扩容，建立"万人群"，实现了直播、病例讨论和远程会诊。

刚开始，很多医生在群里提问。经过梳理叶柏新发现，问得最多的问题主要有三个：医务人员的个人防护、药物的使用、诊疗规范。

交流群24小时有人应答，群成员都是志愿服务，虽然分享经验及直播讲座耗费不少时间，但大家都踊跃参与。有的甚至是深夜秒回，有的主动分享自身痊愈过程。"医生们必须争分夺秒、有求'立'应，因为在看不见的彼端，有时会关乎着一个生命的救援。"叶柏新说。

4月2日，身在纽约的陈姓华人医生发出求助信息，说自己低烧咳嗽一个多星期，呼吸困难越来越严重，群里氛围一下紧张起来。

陈医生因各种原因无法做核酸检测。大家纷纷建议他去做CT，并把检查结果发到群里。中国医生有着丰富一线经验，一看结果综合判断确认，高度疑似新冠肺炎，并建议他立即住院治疗。后来，陈医生"消失了"一段时间，这让大家非常担心，并通过各种途径联系他。

一段时间后，陈医生忽然在群里说感谢大家，这段时间听从建议入院治疗了，如今已经痊愈。那一刻，群里一片欢呼，点赞一度刷屏。

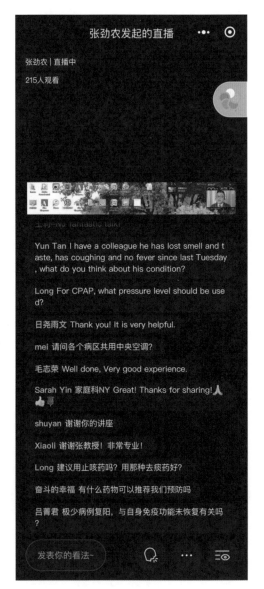

张劲农教授在线直播及群友互动

玩转直播分享经验 体现武汉医生担当

随着交流的深入，叶柏新发现在线直播交流是更加有效的交流方式。有了这个想法之后，他把搜集到的问题分解成不同模块，再去邀请专家直播解答。但这属于志愿服务，又耗费时间，长期坚守一线的专家都很疲惫，他们能答应吗？叶柏新有些忐忑。

武汉协和医院急诊科主任张劲农教授回答问题非常活跃，叶柏新发现后加了他的微信号并发出邀请，没想到，张劲农毫不犹豫答应了。

3 月 28 日，首场直播中，张劲农讲述了自己曾不慎感染新冠肺炎的经历，以及在治疗过程中的心得，他还提前进行了全英文演讲的演练。

"有些国外医生跟我说，他们一开始对这个东西是一无所知，很恐惧，跟武汉的同行交流之后，心情就趋于平静了。"叶柏新表示。

"首秀直播"赢得医护人员点赞刷屏，也坚定了叶柏新的信心。截至 5 月 13 日，直播已经做了 11 场。

群里华人医生居多，语言交流以中英文为主。如果有需要翻译的内容，发出去后马上就有成员主动承担。叶柏新说："我们现在正在做的一件事，就是把讲座的视频翻译成不同的语言，比如意大利文、德文、法文，希望各国的医生都能听懂、看懂。"

大爱无疆 为全球抗疫贡献力量

"我觉得我们武汉的医生真的很伟大，我建了群之后，武汉的同事、同行都踊跃参与，都说希望为世界的同行做一点事情。我还发起了捐助，不到 2 个小时就有 100 多个人认捐，大部分是武汉的医生。"在运作这些群的过程中，叶柏新感慨万千。

在武汉最紧急的时候，全国各地、很多国家都在支援武汉。叶柏新和同行们现在把这种感恩之情、回馈愿望和责任担当化成一股力量，汇聚起来为全球抗疫贡献力量。

和你一起并肩战"疫"

——

援助与被援助，形成了互帮互助的良性循环，是人类命运休戚与共的真实写照。中国医疗专家万里驰援，是感同身受的帮助，也是人类命运共同体的实践。

华西专家意大利战"疫"日记

3月11日，由国家卫生健康委和中国红十字会组建的抗疫医疗专家组从上海启程前往意大利。此次前往意大利的中国医疗专家共9人，其中四川专家5人。在2008年汶川大地震时，意大利的红十字会以及医学会派急救专家驻扎在四川绵阳的重灾区，为抢救伤员作出重要贡献。抱着感恩的心，这次专家们主动请缨前往支援。

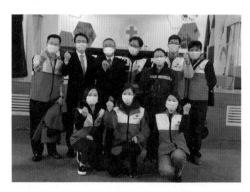 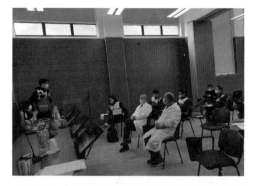

中国医疗专家组来到意大利红十字会总部　　中国医疗专家在罗马大学医院与当地专家交流

唐梦琳，四川大学华西医院重症医学科小儿ICU的护士长。到达意大利后，她与团队抓紧时间了解疫情，并与意大利同行交流战疫经验，促进双方在医疗卫生领域的合作。她也利用工作间隙，用日记记录了在意大利的支援感受。

渡洋战疫

2020.3.11 凌晨 0:25 于上海（北京时间）小雨 微风

2020 年 3 月 11 日，由中国红十字会一名副会长带队国家疾控中心、四川大学华西医院、四川省疾控中心等地防控及医护专业人员组成的中国红十字会志愿专家团队启程前往意大利进行国际支援，我作为其中仅有的一名护理人员，承担了这份光荣却艰巨的任务。从接到通知即将前往意大利援助到出发，仅仅不到 18 个小时，直到到达上海在总领事馆准备签证事宜，才有了真实的感觉。这 18 个小时中我没有停下来，整理行装、联系携带各种防护物资、办理因公出国护照、与领导交流接受各种指导、亲朋好友的担忧与叮咛……

在这次抗击疫情的攻坚战中，中国最先迎战，一方有难，八方支援，意大利也作为友国给予了我们最宝贵的支持，到目前为止疫情形势日渐乐观，积累了很多防控和救治经验，四川大学华西医院作为中国西南地区最大的医学中心也通过各种防控措施积极为控制疫情贡献力量。这次的团队渡洋支援，就是为目前国际新冠肺炎疫情最为严重的意大利带去更多的中国经验，为意大利新冠肺炎疫情的控制贡献中国力量，正如外交部王毅部长所言，"中国和意大利的友谊将在抗疫斗争中得到新的发展"。

现在，暂时可以休息一下的我终于有时间整理思绪，平复心情。想到即将奔赴未知的战场，我唯一的武器就是 27 年来在重症医学科对患者的护理和科室管理经验，忐忑的心情暂时搁置一边，重新梳理对呼吸系统疾病患者监护及呼吸道管理要点、院感标准三级防护要点、重症患者抢救要点，以及科室环境、工作人员等管理要点，以备可以根据意大利本国环境因地制宜进行调整实施。

"你可以的！"

2020.3.13 星期五 9:36（罗马时间）晴

经历了长途的周转劳顿，我们一行 9 人团终于在当地时间 3 月 12 日 22 时 31 分抵达了罗马，我国驻意大利大使、意红十字会负责人到机场迎接，偕行的物资也交由意方确认、接收。回到驻地房间简单地梳洗整理，看着医院为我们无微不至打点的行囊，我清楚地意识到，这将是我今后一段时间要奋战抗疫的土地，即使知道可能又是无眠的一夜，但想到亲爱的祖国和人民，还有我坚强的华西医院作为后盾，顿时倍感安心。

清晨我们通过视频会议将后续的工作安排敲定，支援小组将在驻意大利使馆的领导下，与意大利卫生部、红十字会及其他相关部门密切合作，充分交换意见，分享中国战疫经验，共同推进意大利疫情防控工作，而我负责医疗护理经验介绍，并做好全队人员感染防控工作，正式拉开了我们在意大利战疫的序幕。

"做好全队人员感染防控工作"，我深知这 12 个字远不止字面上的分量，只有再一次将自己这段时间疫情防控工作的管理经验以及医院老师整理来的相关资料梳理学习，才能更好的披甲迎战。推开阳台的窗户，感受着地中海的微风，看到祥和而有情调的意大利民居，更加坚定了我要扼杀病毒保国家平安的信念，即使身在意大利，战疫的使命永远是无国界的。最后对自己说一声："唐梦琳加油，你可以的！"

一次成功的经验传递过程

2020.3.14　星期六　20:00（罗马时间）阴

转眼间，已经是到达意大利的第三天了，紧张而又忙碌的生活让人倍感充实。

早晨 7 点，我们首先与国内进行了视频连线会议，传达了目前意大利疫情的工作情况及意大利本土对我们工作的认可评价，随后红会会长陈竺先生对我们下一步的工作做出了部署和要求。之后，我们一行人奔赴意大利传染病医院 Lazzaro Spallanzani Hospital (Center for Infectious Diseases) 去看望在意旅游发病而接受治疗的一对中国武汉籍夫妇，他们曾一度因病危转入重症监护室，所幸在意方医护人员的照料下恢复情况很好，康复在即，算是一个好消息。下午时分，我们又前往罗马大学医院（University of La Sapienza），了解意大利目前的公共卫生政策体系、疫情指挥体系和分层诊治措施，梁宗安主任向意方详细介绍了我国《第七版新冠肺炎诊疗方案》，针对双方感兴趣的问题进一步交换了意见。座谈会后，意方工作人员明确表示接纳我们的建议，会着手改造传染病房的三级防护设置，提高公众和医护人员的防控意识，是一次成功的经验传递过程。

临别时，看着街头的城堡和无污染的黄昏，想着隐藏在这纯洁下的邪恶病毒，顿觉我们为重还这片土地一份干净和宁静的努力是多么有意义的事情。

以科学的态度和方式直面严峻的疫情

2020.3.16 星期一 4:10（罗马时间）

尽管罗马已是深夜，由于时差还没完全倒过来，今天 4 点就起床了，提笔捋一下自己的思路。在意的工作一直有条不紊地进行中，忙碌的充实令人忘却了思乡的苦闷，不断抛来橄榄枝的意大利人民可爱又可亲，看到他们不断在各大社交网站上刷屏向我们表达感激之情，间接证明了我们工作的价值。

得知我国向意大利捐赠的防疫物资已经第一时间分发至一线使用，同时，意方也提出了进一步的援助需求，我由衷相信中意双方雪中送炭的友谊定能持久。

我们此行另一个重要的任务是为在意华人，无论是侨胞还是留学生，介绍新冠肺炎临床特点、防治方法、治疗手段等知识。在春节前后国内爆发新冠肺炎疫情以来，国内疫情情况时时牵动着海外华人的心，意大利的华人也不例外，他们通过各种途径了解疾病的相关进展并尽自己的一份努力。而此刻，在意大利新冠肺炎疫情告急的情况下，帮助海外同胞度过难关也是我们义不容

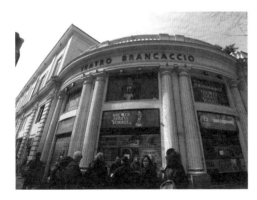

2020 年 3 月 5 日，在意大利罗马，剧院因疫情暂时关闭。

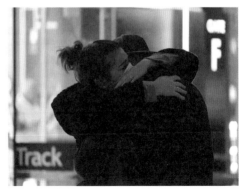

2020 年 3 月 9 日，在意大利罗马，人们在火车站拥抱告别。

辞的使命。为了减少聚集，专家组使用线上直播的方式让他们了解新冠肺炎，视频直播在百度平台和"Ambasciata Cinese Roma"的脸书主页上同步进行。13万旅意华人在线收看。

未来几天，我们计划去往疫情更为严重的北部地区。入住酒店的工作人员提出，很希望和我们合张影。

我们在一起，不谋而合

2020.3.17 星期二 4:38（罗马时间）

We are together, we fight together.

今天一位朋友发给我一张图片，颇有感触。一名意大利少女创作的漫画，希望"献给护士医生，以及那些从中国来帮助我们的人，希望战斗在一线的他们能看到"。漫画主体部分是意大利地图，左边的护士形象代表者意大利，右下角医生代表着中国，简单的漫画让我感受到诚挚的感谢与牢固的意中关系。看到这里眼中浮现了在 2008 年汶川地震时意大利派出了 14 名专家前往重灾区援助的情景，作为四川人，很幸运能在他们危难的时候给予回馈和回报。

熊猫医生扶住了比萨斜塔，仿佛在漫画里看到了自己的身影，从熊猫的故乡来到意大利国土。出发前没有犹豫，到来后身披铠甲，我们把抗击疫情的"中国经验"带来这里，相信一定能携手共克时艰。正如漫画里写到，我们来了，和意大利人民在一起。同事的女儿中国小朋友也给我画了一幅画——我们在一起，不谋而合，是的，这就是大家共同的心愿。

意大利学者郗仕（Francesco Sisci）：我们需要更多的信任与合作

　　新冠肺炎这种流行病在全球范围内传播如此之快，是人类历史上前所未有的挑战。在新冠肺炎面前，我们过去所有的知识和经验都只有有限的用处。实际上，正如习近平主席倡导的那样，全球需要一种共同的态度，那就是同舟共济、守望相助。

　　中国暴发疫情后，不少国家的政府、企业向中国提供了医疗物资支援；全球暴发疫情后，中国政府和企业又向许多国家提供了医疗物资支援。中国和意大利两国之间也是如此。这些援助方案非常重要，它向意大利人民表明，并通过意大利向全世界表明，中国很亲近，愿意通过派遣医疗小组、援助医疗物资的方式来向国际社会提供抗击疫情的资源和经验方面的帮助。正因为如此，这些援助方案并非某些媒体所说的是中国针对其他国家的政治宣传工具，理解这一点是非常重要的。否则，这会造成新的冲突或加剧旧的冲突，这对意大利不利，对中国不利。

　　在某种程度上，许多国家首先选择关闭边境、自己解决疫情，这是可以理解的反应。不过，现在很明显的是，这种流行病不可能被阻止在一个国家之内。全球相互合作需要新的全球规则，需要公平，甚至需要相互透明的竞争环境。随着时间的推移，世界可以建立相互信任。由此，我们可以建设一个更美好的世界。没有相互信任，全球紧张局势只会加剧。

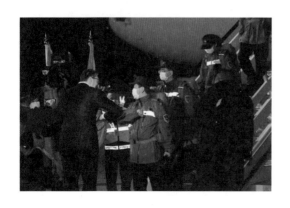

2020年3月21日，在塞尔维亚首都贝尔格莱德，前来迎接的塞尔维亚总统武契奇（左）与中国援助塞尔维亚抗疫医疗专家组成员"碰肘"致意。

塞尔维亚：谢谢你，抗疫医疗专家组

中国赴塞尔维亚抗疫医疗专家组每天的工作日程安排得有多紧张，专家组成员、广东省疾控中心艾滋病预防控制所一级主任科员龙其穗最清楚："每天早上6点起床，晚上7、8点回到驻地，写完报告，一般要到深夜才能休息。"

3月21日抵达塞尔维亚首都贝尔格莱德后，专家组没有休息过一天，3个星期的时间，从南到北，走访了7座城市、22家医疗机构，召开了15场交流会、9场讲座，足迹几乎覆盖了塞尔维亚所有出现疫情的地区。

奔波中，专家组也一直被当地民众温暖着。"感谢"是专家组来到塞尔维亚后听到最多的一个词。专家组成员、中山大学附属第三医院感染科副主任林炳亮告诉记者，塞方多次对他们离开家乡、不远万里前来支援表达感激之情。

据专家组介绍，专家组走访医院时，医院医护人员对他们非常热情，有时还会列队欢迎，用中文说"你好"。进入病房时，患者见到来自中国的专家都会主动打招呼，竖起大拇指"点赞"。

林炳亮说，有一次专家组前往别的城市，途中在一个加油站内休息，加油站员工得知他们是来自中国的专家时都过来表示感谢，争相合影。

龙其穗说："当地民众已经认识我们平时坐的车了。有一天遇到堵车，他们自发地把自己的车往两边靠，让出一条路让我们过，还在车内微笑着向我们招手。"

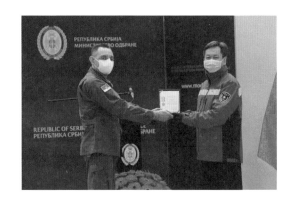

2020 年 4 月 30 日，在塞尔维亚贝尔格莱德，塞尔维亚国防部长武林（左）向中国赴塞抗疫医疗专家组组长彭志强授勋。

专家组没有辜负这份热情，毫无保留地分享中国抗疫经验和中国方案，包括广东的"四早""四集中"防控经验，强调源头控制和对重症病人早期干预等。

依照专家组建议，塞方采取一系列防控措施，包括扩大检测范围、修建方舱医院、实行宵禁等，取得良好效果。

伊朗建立"方舱"医院

2 月 29 日凌晨，中国红十字会志愿专家团队一行 5 人抵达伊朗首都德黑兰，并携带了部分中方援助的医疗物资。中国红十字会志愿专家团队不仅带来了中国捐赠的试剂盒、呼吸机等医药物资，更重要的是带来了中国的经验，他们实地走访了很多医院和社区，详细了解伊朗的疫情发展情况，结合伊朗的实际，向伊方详细介绍了中国在新冠肺炎疫情防控方面的有效措施，比如采取"早发现、早报告、早隔离、早治疗"的四早策略，对当下的伊朗疫情防控非常有参考价值。

伊朗政府根据红十字会志愿专家团队的建议采取了一些措施，建立了方舱医院、采取了一些人员聚集的防控措施、省和省之间实行交通管制等，中国经验对他们很有帮助。

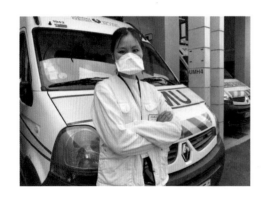

2020 年 4 月 12 日，在法国巴黎，纳娜站在巴黎急救中心的救护车前。

为爱前行：法国抗疫一线的华人医生

她下班后路过父母的住处，向一岁女儿的房间远远眺望一下，然后转身离去。她是在法国抗疫一线工作的华人医生纳娜。

纳娜是巴黎皮提耶 – 萨勒佩特里医院急诊科医生，今年 3 月因法国新冠疫情形势严峻，被调到巴黎急救中心工作。怀着对患者的爱，她和同事们坚守在抗疫前线。

"法国暴发疫情后，巴黎急救中心的工作量增加了 50% 以上。很多医生被增派到急救中心，包括一些退休医生、全科医生，像我这样的急诊科医生也被调到这里。"纳娜说，"这里的医生原本每周工作 50 小时，但疫情暴发后，工作超过 60 小时很常见。在急救中心，医生、护士和护理人员都非常团结，很多人都取消休假，包括我自己在内。大家都知道面临危险，防护也不完善，但一想到患者，没有人退缩。"

紧张工作之余，纳娜怀着浓浓的母爱，对女儿牵挂在心。"作为医生，我和同事面对危险从未惧怕，但我们都怕把病毒带回家。所以我把女儿暂时放到我父母家，已经有一个多月没有见过她了！"如今，在下班后匆匆路过父母家时，眺望一下女儿的房间，成为纳娜缓解对女儿思念的一种方式。

纳娜心中还满怀对武汉和同胞的爱。"我对武汉相当有感情，10 年前我是武汉大学中法班急诊医学研究生，在武汉大学中南医院急诊科实习，后来到法国工作。"纳娜说。

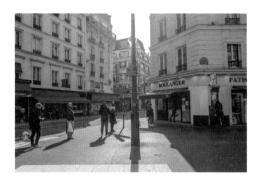

法国巴黎，人们在一家面包店外排队。

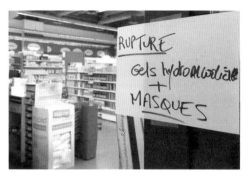

2020年3月5日，在法国巴黎北部一家药店，门外贴着"口罩和免洗手部消毒液缺货"的字条。

中国暴发新冠疫情后，纳娜一直同武汉的朋友密切联系，并在法国募集口罩等物资寄回国内。法国发生疫情后，她建议巴黎急救中心开通"华人紧急救助热线"，和志愿者们利用这一热线帮助有新冠病毒感染症状、不懂法语的华侨华人。

"我和8个志愿者组成团队，每天轮流从早上8点到下午6点，利用休息时间为华侨华人提供免费医疗咨询。我们通过电话先判断患者病情的轻重，如果病情较重，会协助患者联系法国的急救中心。"她说，"热线志愿者们经常夜间加班。比如今天有位患者的状况不好，志愿者帮助联系入院后，还继续和患者主治医生保持交流，到了夜里10点还没休息。"

在和疫情的斗争中，纳娜见证中法友谊。她告诉记者："巴黎急救中心使用的口罩、洗手消毒液以及防护设备等物资，大部分来自中国国内各界人士和法国华侨华人的捐赠。"她感谢大家为一线医护人员提供的宝贵支持。

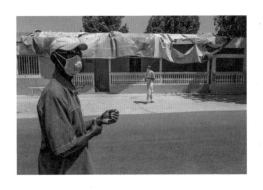

2020 年 3 月 27 日，塞内加尔达喀尔戴着口罩的人们。

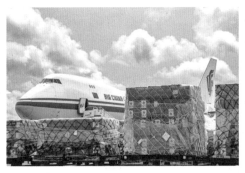

2020 年 4 月 6 日，中国援助 18 个非洲国家的抗疫物资运抵加纳。除加纳外，这批抗疫物资还将在这里中转运往其他 17 个国家。

他们在非洲战"疫"

因为疫情，援非医生石永勇的心里一直紧绷着。去年 12 月 28 日，他带领中国(广东)第九批援加纳医疗队，抵达加纳开展援外工作。那时的他满怀憧憬，渴望在非洲传播中医药文化，但他怎样也想不到，会与一场传染病正面交锋。

4 月下旬，加纳确诊病例已经超过 1000 例。尽管当地采取了"外防输入、内防扩散"的策略，但在战"疫"道路上，加纳依然面临着重重困难。

石永勇是广东省中医院大德路总院麻醉科主任。面对加纳疫情，他牵头制作中英双语的宣传海报，提高民众对疾病的认知度，同时与国内专家联系，把中国经验推广至加纳。

抗疫困境：早预防难抵"硬件"缺

防控疫情，加纳较早就开始了行动。1 月 21 日，加纳卫生部向该国 16 个省份发送疫情警报信息，并在机场等入境口岸加强监测。

加纳快速建起防控"围墙"，但狡猾的病毒还是传入。3 月 12 日，加纳出现首例确诊患者。此后，确诊病例数逐渐攀升。为满足核酸检测的需求，当地政府又新增两家机构作为新冠病毒定点检测机构。首例新冠肺炎患者确诊后，当地政府公布了确诊患者的国籍、来源地以及活动轨迹等。

尽管加纳一再升级防控措施，但依然有些力不从心。石永勇表示："加纳平时就缺医疗资源，疫情暴发后，民众基本买不到口罩、酒精等，大部分人都没有戴口罩。"

此外，核酸检测是诊断新冠肺炎的有效手段，从确诊到出院，病人都需接受检测。虽然加纳开展了大规模的核酸检测，但由于检测机构和专业人员少，导致检测效率低。"核酸检测有时甚至四五天才出结果。如果疫情大规模暴发，很可能会出现医疗资源匮乏以及人手、设备不足的局面。"石永勇说。

情况好转：从没有口罩到人手一个

4月6日，运送中国政府援助非洲18国医疗物资的包机在加纳首都阿克拉科托卡国际机场缓缓降落。

截至4月13日，包括深能安所固电力（加纳）有限公司、非洲世界航空有限公司和华为（加纳）有限公司在内的多家中资企业也向加纳政府捐赠了物资。

石永勇还通过中山大学校友会购置了5000只口罩和数十个面屏准备捐赠。"其实加纳本来不算富裕，可此前他们也向湖北捐赠了1万只N95口罩。"他告诉记者。

有了支援，物资紧缺情况正在好转。最开始，中加友好医院连医护人员都没有口罩，现在已可以保证给进医院者人手一个。

为应对可能出现的疫情高峰，当地医院未雨绸缪，开始集中医疗资源。援非医疗队所在的中加友好医院从3月23日起不再接受新的手术预约，目的是腾出单独的隔离病房，接收新冠肺炎病人。

共同战"疫"：制作手册普及防护知识

1月底，新冠病毒未在非洲大陆出现，但华人华侨返乡复工带来的输入风险已引起医疗队的警觉。

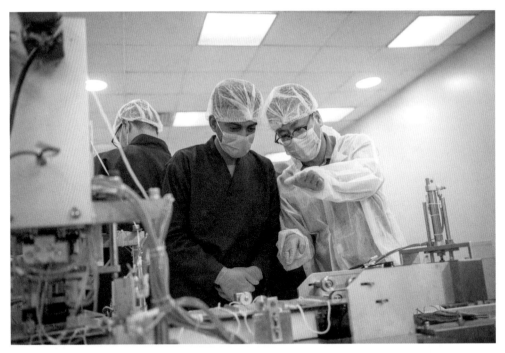

助力合作抗疫，中国民企把口罩厂开到埃及。

1月22日，石永勇连夜起草了《关于新型冠状病毒感染肺炎防治的建议》，次日和队员们讨论修订后便通过中国驻加纳大使馆和商会等多个渠道传播，指导华人华侨自我隔离，有效降低了输入风险。

3月12日，加纳出现第一个确诊病例后，医疗队决定为当地华人制作一份易懂的手册，用问答形式普及日常防护知识。

疫情期间，队员们向医院的同事及民众一再强调戴口罩、勤洗手、保持社交距离的重要性，私下交流时也不断介绍中国的成功经验，如全国4万多名医护人员支援湖北、建方舱医院隔离轻症患者、制作防疫海报线上线下同时传播等。

当地人对针灸的接受度高，医疗队所在的中加友好医院就开设有针灸科。"如果有需求，我们会考虑将针灸用到救治中。"石永勇说。

民间力量助力全球抗疫合作

———

民间力量，民心相通的使者。"我期待着更多像中国和平发展基金会一样的民心相通使者，在'一带一路'沿线各国开展合作、造福民众。"习近平主席 2019 年给老挝中老友好农冰村小学全体师生回信时的话，始终鼓舞着中国民间力量投身于国际合作事业。

面对新冠肺炎疫情，国际社会许多成员给予了中国宝贵支持和帮助。中国也尽己所能，开始了一场规模空前的国际人道主义行动。其中，中国民间组织发挥专长、相互配合、积极探索，为推进疫情防控国际合作作出了重要贡献。

抗疫国际合作中，中国民间力量在一个个时间节点上留下的清晰足印，让各国民众之间的情感纽带更加牢固。

急人所急，把各类物资送到最需要的地方

3 月，在中联部指导下，中国最大的国际交流类社会组织联合体——中国民间组织国际交流促进会（中促会）发起"丝路一家亲"民间抗疫共同行动（以下简称"共同行动"），呼吁民间力量向有需要的国家提供力所能及的帮助，得到积极响应。截至 5 月中旬，在共同行动框架下，中国民间力量已与 50 多个国家开展了物资捐赠、经验分享、志愿者派遣等多种形式的抗疫合作，对外援助金额达 1.73 亿元人民币。

3 月 11 日，在中促会、中国红十字基金会支持下，北京光华设计发展基金会联合 157 家社会团体和单位发起"绿丝带行动"，根据收到的需求提供物资援助。

3 月 15 日上午，由深圳市猛犸公益基金会和华大基因科技有限公司（华大基因）向塞尔维亚紧急捐赠的核酸检测试剂盒运抵德国杜塞尔多夫。华大基因驻当地员工争分夺秒提货、分装，当天傍晚物资就送交塞尔维亚驻杜塞尔多

夫总领事手中，当晚即搭乘专机运抵塞首都贝尔格莱德。

4月7日，意大利布莱西亚市的 Metech STG 公司发来求助邮件：当地的贝迪祖雷养老院急需防护物资。"绿丝带行动"国际合作部立即行动，制定物资捐助计划，联系物资捐赠方、寻找物流渠道，由 Metech STG 公司与养老院沟通并提供相应文书。半个月后，养老院寄来照片，确认已收到防护物资。截至5月中旬，"绿丝带行动"吸引了约300名国际志愿者加入，向意大利、伊朗、斯里兰卡、俄罗斯、阿根廷、法国、南非、墨西哥等18个国家以及联合国人居署捐赠了300万元人民币的抗疫物资。

这样雪中送炭的国际捐赠还有很多。两个多月来，中国和平发展基金会的捐赠已覆盖意大利、西班牙、伊朗、缅甸、柬埔寨、老挝、巴基斯坦、南非、苏里南等10余个国家。"腾讯全球战疫基金"已捐出770万件医疗物资，飞行距离可绕地球三圈半。北京新阳光慈善基金会为伊朗抗疫公开募捐超过600万元人民币，捐赠人数达23万多人。

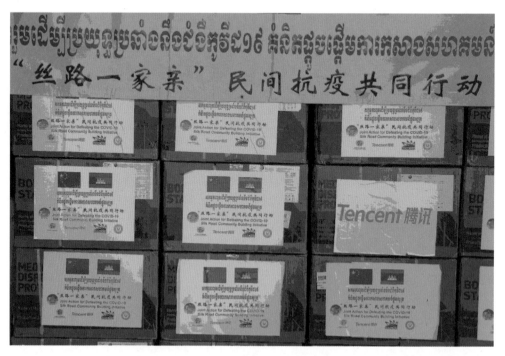

由中国和平发展基金会和腾迅公司合作向柬埔寨民间社会组织联盟论坛捐赠的医疗物资。
2020年4月3日在柬埔寨金边拍摄。

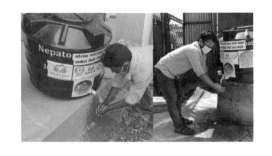

2020年5月17日，尼泊尔第二省那格郡村民众在中国扶贫基金会安装的社区防疫洗手站洗手。

与欧美发达国家相比，发展中国家大多人口稠密、公共卫生体系负担更重，守护发展中国家和弱势群体，对全球战疫至关重要。

3月24日，尼泊尔开始实行居家隔离模式。4天后，尼泊尔南部第二省米西拉比哈里市主要街道上，每隔100米就新添了一个颜色鲜亮、贴有中国国旗的铁桶，这是中国扶贫基金会和西藏善缘基金会为当地捐赠的"卫生防疫洗手站"。居民们经过时，拧开铁桶上的水龙头，挤点儿消毒洗手液，就可以免费洗手。当地乡镇卫生院的医生们向民众展示洗手方法。这样的"洗手站"，尼泊尔已经有180个。该市副市长安妮塔·库玛里·萨表示："这些水桶和洗手液，可以帮助贫困与弱势群体进行手部清洁，阻止病毒传播。"

在埃塞俄比亚、尼泊尔和缅甸，中国扶贫基金会拨出700万元人民币，疫情期间每月为贫困儿童免费发放"粮食包"；在黎巴嫩和叙利亚边境，北京平澜公益基金会驻黎办公室为难民营里的人们分发"抗疫爱心包"，包括食品和消毒剂、肥皂等卫生用品……

点滴善行，犹如一颗颗珍珠，串成光彩夺目的爱心链条。

中国民间组织送出抗疫爱心包

> 黎巴嫩贝鲁特当地时间 4 月 20 日，北京平澜基金会共同未来基金向黎巴嫩境内的难民营开展"难民抗疫爱心包"人道主义救助活动。这一天，项目负责人詹尉珍在当地非政府组织的帮助下，将采购的大米、面粉、食用油、盐、糖、奶酪、肉罐头、消毒剂等一车生活物资和防护物资运送到贝卡地区法乌尔市扎尔勒法乌尔镇，将"难民抗疫爱心包"发放给 100 个难民家庭，惠及 500 余名难民。拿到爱心包的难民法迪·姆哈纳说："这些物资来得太及时了，我们需要这样实实在在的帮助，现在我们的生活条件非常糟糕，希望有更多的爱心人士和组织来帮助我们。"

他们有一个响亮的名字——中国民间志愿者

4 月 28 日晚，中华慈善总会蓝天救援队援柬分队一行 10 人抵达柬埔寨首都金边，帮助当地进行消杀工作。10 名队员中有身经百战的 60 后，也有一腔热血的 90 后，有的队员刚刚结束武汉抗疫的轮换休整。他们穿着整齐划一的深蓝色队服，肩上的五星红旗格外醒目。危难面前，他们有一个响亮的名字——中国民间志愿者。

40 摄氏度高温下，队员们身穿密封的防护服，头戴全封闭防护面罩，背负 16 公斤重的设备，每天连续工作 8—12 个小时。最忙时，他们一天要奔赴 7 个场所。脱下防护服的那一刻，队员们汗如雨下，鞋子已经湿透。整整 15 天，他们奔赴金边市、西哈努克省等 10 个省市，行程 1400 多公里，完成了对医院、学校、市场、政府办公场所、军营、社区、酒店、车站等 50 多处公共场所总面积约 159 万平方米的消杀作业，还对柬埔寨医护人员、警察和社区工作者开展防疫技能培训，为柬埔寨各地复工复学复市保驾护航。

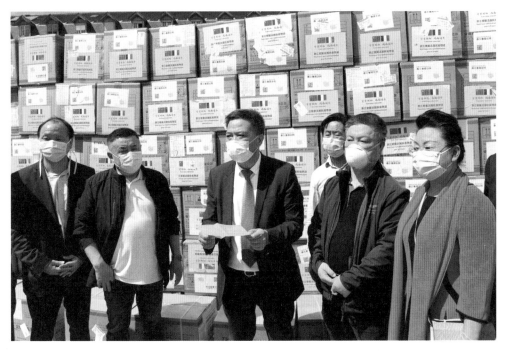

2020年5月21日，旅法侨团向法国巴黎公立医院集团捐赠20万只防护口罩。

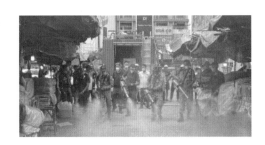

中华慈善总会蓝天救援队援柬分队在柬埔寨
支援抗疫

　　每到一处，蓝天救援队都会在当地刮起"蓝色旋风"。当地民众献上柬埔寨特色纺织品"水布"表示感谢，一路走下来，救援队车里五颜六色的"水布"堆得像一座小山。柬方负责对接的一位工作人员被他们不畏艰难的工作精神所打动，每天自费采购新鲜水果送到蓝天救援队驻地。不少民众在当地中文网络媒体上留言："遇到困难才知道，什么是远亲不如近邻"……

東埔寨政府内阁办公厅国务秘书、民间社会组织联盟论坛主席盖里维希称赞道："蓝天救援队对東埔寨的支持与帮助，充分体现了東中两国守望相助、患难与共的兄弟情义！"東方还计划成立一支東埔寨版"蓝天救援队"，提升東埔寨对突发灾害的应对能力。

青山一道，同担风雨。携手前行，带来温暖与力量。

 ## "我们希望把中国的经验传递给伊朗"

在伊朗的社交媒体上，活跃着一个名为中伊防疫互助小组的志愿者组织。"我们希望把中国的抗疫经验传递给伊朗。"互助小组成员伊朗女学生哈萨尼说。

这是一个在互联网上成立的志愿者组织，成员已有200多人，他们来自世界各地，德黑兰、柏林、郑州……心系伊朗的中伊两国友人在这里相遇，搭起一座守望相助的桥梁。"最开始时只想找二三十人，结果进群人数很快就突破了100，"北大中文系在读博士、小组组长陈彬彬告诉记者，"真没想过会有现在的规模。"

2月24日成立以来，互助小组成员们每天搜集关于疫情的科普文章，制作短视频并配上波斯文字幕，在社交媒体上推送给伊朗民众。整个团队分为资料组、翻译组、校对组、视频制作组和宣发组，他们在4天之内就推出了第一条科普视频。

小组成员还专门设计了徽章，徽章上一只印有中伊两国国旗的巨手握住一支铅笔，挡在新冠病毒之前，象征着中伊两国携手，用科学对抗新冠病毒。

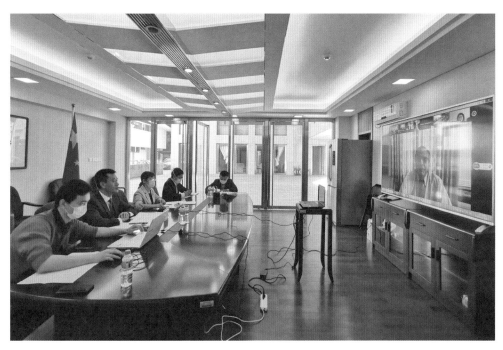

2020 年 4 月 6 日，中国驻圣保罗总领馆举办上海市和巴西圣保罗州卫生专家抗击疫情视频交流会。

"云"端交流，织就一张张疫情防控网

3 月 4 日，世界针灸学会联合会开展了一场国际"线上会诊"，中国中医专家和伊朗医生共同为伊朗新冠肺炎患者开展线上诊断。一位 80 岁伊朗老人高烧不止，伴有严重的咳嗽、胸闷、呼吸困难症状，服用抗病毒药物多天后仍不见好转。在伊朗医生的帮助下，中医专家们根据患者症状、CT 结果和舌相，开出清热解毒的药方，并加入黄芪等补气药物，配合针灸、艾灸、拔罐等中国传统方法开展治疗。连续 6 天治疗后，伊朗传来好消息：老人的症状已得到显著缓解。中医药的抗疫效果传开，又有 500 多名伊朗患者陆续接受了中西医结合疗法。

土耳其卫生部传统与补充医学司司长梅赫梅特·扎菲尔·卡莱齐说，土耳其部分医院已将针灸、草药等传统医疗方法应用于新冠肺炎救治。老挝也将中医药写入本国第二版新冠肺炎诊疗方案。中国和平发展基金会还向老挝捐赠了 860 人份的"清肺排毒汤"。

丝绸之路沿线民间组织合作网络是中促会响应习近平主席在首届"一带一路"国际合作高峰论坛上提出的倡议，于2017年发起成立的，目前已有300多家中外民间组织会员。它组织的民间组织疫情防控线上交流分享会，已覆盖黎巴嫩、尼泊尔、柬埔寨、肯尼亚、缅甸等8个国家200多家组织机构。

"新冠肺炎是否会通过母婴传播？""婴幼儿感染新冠肺炎后康复，对其成长发育是否有影响？""疫情期间新生儿疫苗应如何接种？"……在5月10日举行的民间组织疫情防控线上交流南非站分享会上，非洲民众向中国专家积极提问。

"在母亲节这个特殊日子，中方组织妇女儿童防范疫情知识交流会，体现出对妇女儿童的关心和照顾，令人感动。我深表感谢！"全程参加南非站分享会的南非非国大妇联总书记梅戈·马图巴激动地说，通过这种务实、灵活的线上交流方式，她了解到中方的许多抗疫秘诀。

南非非政府组织"3+1"执政联盟成员全国公民组织主席姆达肯表示，南中两国参与疫情防控的民间组织应当加强交流互动，积极对话，分享各自的经验和心得，为更好地应对大规模传染疾病作出更大贡献。

援鄂医疗队的王素娟医生向缅甸同行详细介绍了病毒的传播途径、检测方式和防护措施等，还分享了一线抗疫的鲜活经验；北京地坛医院的王融冰医生向埃及同行介绍了中西医结合的特色治疗方式；针对非洲民众居家隔离期间的心理疏导需求，北京协和医院心理专家曹锦亚医生为埃塞俄比亚同行开展了心理疏导问题讲座……"云"端交流，正在织就一张张疫情防控网。

大道无垠，大爱无疆。中国民间力量以实际行动，向世界展示着抗疫国际合作中的中国理念与精神，传递着人道主义的温暖和力量，谱写着构建人类命运共同体的时代篇章。

不谈国与国，我们帮助的是一个个人

2020 年 4 月 1 日，凤凰网《在美中国人：疫情之下，不谈国与国，我们帮助的是一个个人》这篇文章感动了许多人。

我是居住在波士顿的中国人。3 月中旬，我变得高调起来，每天更新朋友圈，深怕大家不知道我在做什么。

我们的任务是从同胞手里收集口罩等防护物资，尽快捐赠给有需要的医护人员，解决他们的燃眉之急。从 3 月 20 日到 3 月 24 日，仅仅 4 天时间，我们便收集和捐出了 1 万多只口罩。

中国疫情严重时，美国人关心我们，老问"中国怎么样了"、"家里还好吗"；但同时，他们对这件事又不上心。美国疫情初露端倪时，我跟他们谈注意事项，他们却说"比流感厉害一点啦"。疏忽大意下，情况就变得很严峻起来了。

我们不能袖手旁观。

波士顿的医生没有口罩

2 月 26 日，美国疾病控制与预防中心宣布美国出现了首例社区传播病例。3 月 11 日，世界卫生组织宣布新冠肺炎是大流行病；3 月 10 日至 15 日，美国感染新冠肺炎的患者人数迎来第一次波动；3 月 16 日之后，感染人数直线上升。

我在波士顿认识一些医生朋友。3 月初，我问他们"要不要 N95 口罩？"他们回复说"没问题，不严重"。3 月 17 日，邻近的罗德岛州一家医院确诊了 4 个新冠肺炎病人，我的一个朋友在那里工作。过了几天，我不放心，追问她："我有 3M 口罩，要不要？我哪儿也不去，可以给你。"第二天一大早，她就来拿了。

医生为什么也不重视呢？其中一位说"以为医院会准备"。3 月本来就是美国的流感季，医院收治了大量的病患。我想医生沉浸于具体的事务中没有抬头看世界正在发生什么。医院层面信任川普的言论，举国上下的粗心和漠视，导致了疫情失去控制。当医生朋友说需要口罩时，我意识到不对劲了。我把手头剩下的口罩赶紧送了出去。

艰难时刻的相助

送完口罩后，我发了朋友圈。第二天，穆丹建了一个群，号召在波士顿的华人给医生捐口罩。我俩就这样开始了。建群一周时间，呼啦啦加了 270 多人，全是中国人。

一开始，我们开着车子一个个收集，再一个个分配，有次我跑了 48 公里去一个地方取物资，效率实在太低。后来我们设立了 12 个捐赠站，每个志愿者负责一个区域，效率提高了不少。

我们还制作了一个需求表，包括医生的姓名、电话、邮箱、医院和部门等个人信息，以及他需要的物资种类、提取方式、是否需要邮寄，还有紧急程度等。这是一份英文表格，因为我们帮的不光是华人医生。

很多人嘱咐我"不要感染了"。其实我一般不和医生见面。我们把口罩等物资分装在手提袋里，放在医生指定的地点——通常是医院或家里，全程没有接触。偶尔他们出来取东西，也没有过多交流。

当美国人问起我们是什么组织时，我说"我们只是一群希望在艰难时刻帮助医护人员的中国人"。

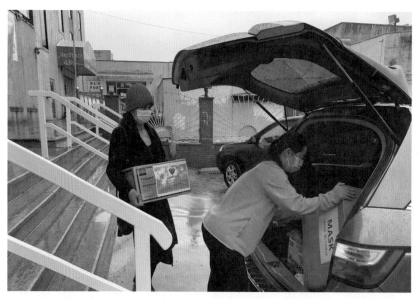

2020 年 4 月 9 日，美国纽约亚裔社团联合总会为当地医院、警局等单位捐赠口罩、防护服等防疫物资。图为义工将物资搬上汽车，准备运往接收单位。

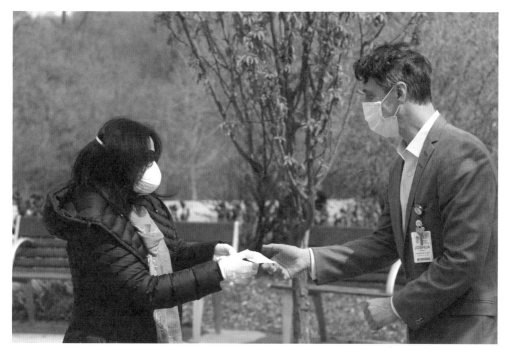

2020年5月5日，加拿大华人企业家向多伦多的北约克总医院和病童医院各捐赠5万加元，支援前线医护人员等。图为北约克总医院总裁约书亚·泰珀（右）接收捐款支票。

我们帮助的是一个个人

自从发起"华人直接捐口罩"志愿活动后，我的生活有了很大改变。早上六七点醒来，回复群里的消息，有些人想定点捐赠，有些同胞希望我们帮着送，都要统计和协调。每天10点，我原本的安排是给孩子上数学课。最近他来找我，我都说"妈妈真的太忙了"。好在他还可以上网课。

太多太多的同胞在一起，齐心协力为医护人员找物资、捐物资，我真的很感动。不仅是350多位居住在波士顿的华人，不计较名利得失，将自己囤积的口罩全部拿出来，国内的朋友也主动帮我找物资，还有家长捐物资的。

一开始我们组织捐赠，也会有质疑为什么要这么做。我告诉他们，"疫情下，不谈国与国，我们帮助的是一个个人"。

让我们携起手来，共同佑护各国人民生命和健康，共同佑护人类共同的地球家园，共同构建人类卫生健康共同体！

——习近平

同呼声 共命运

相知无远近，万里尚为邻。疫情暴发以来，习近平总书记高度重视疫情防控国际合作，身体力行呼吁推动国际社会携手战"疫"。人类命运共同体，是习近平总书记在与外方人士沟通抗击疫情时经常谈到的关键词。随着中国打响疫情防控阻击战，以及疫情在全球迅速蔓延，中国积极推动抗疫国际合作，许多国家的领导人、政府、政党、社会团体和驻华使馆，联合国有关组织、有关地区组织和国际机构、外资企业以及国际友好人士，也发出了共同抗疫的呼声。

元首外交，携手战"疫"

————

　　疫情发生以来，习近平总书记高度重视疫情防控国际合作，百忙之中，他同外方人士会谈会见、通电话、致信函，并出席二十国集团领导人应对新冠肺炎特别峰会以及第七十三届世界卫生大会视频会议等重大国际会议，向世界传递中国同国际社会同舟共济的真诚意愿，为各国团结合作应对疫情指明方向、校准航向，对推动全球携手、并肩抗疫发挥了重要引领作用。

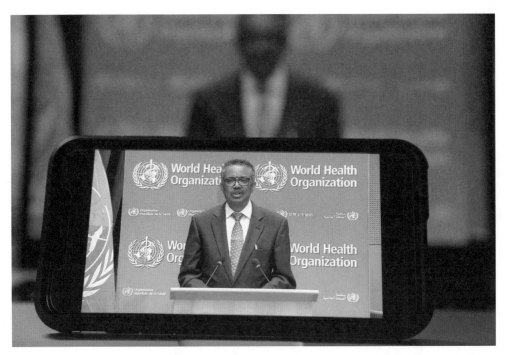

2020 年 5 月 18 日，第七十三届世界卫生大会以视频会议形式举行开幕式。图为在德国柏林拍摄的世卫组织总干事谭德塞致辞画面。

3月26日，习近平主席在北京出席二十国集团领导人应对新冠肺炎特别峰会并发表题为《携手抗疫 共克时艰》的重要讲话。在这个讲话中，习近平主席说："在中方最困难的时候，国际社会许多成员给予中方真诚帮助和支持，我们会始终铭记并珍视这份友谊。"并且，他提出4点倡议。

第一，坚决打好新冠肺炎疫情防控全球阻击战。国际社会应该加紧行动起来，坚决遏制疫情蔓延势头。我愿在此提议，尽早召开二十国集团卫生部长会议，加强信息分享，开展药物、疫苗研发、防疫合作，有效防止疫情跨境传播。要携手帮助公共卫生体系薄弱的发展中国家提高应对能力。我建议发起二十国集团抗疫援助倡议，在世界卫生组织支持下加强信息沟通、政策协调、行动配合。中方秉持人类命运共同体理念，愿同各国分享防控有益做法，开展药物和疫苗联合研发，并向出现疫情扩散的国家提供力所能及的援助。

第二，有效开展国际联防联控。病毒无国界。疫情是我们的共同敌人。各国必须携手拉起最严密的联防联控网络。中方已经建立新冠肺炎疫情防控网上知识中心，向所有国家开放。要集各国之力，共同合作加快药物、疫苗、检测等方面科研攻关，力争早日取得惠及全人类的突破性成果。要探讨建立区域公共卫生应急联络机制，提高突发公共卫生事件应急响应速度。

第三，积极支持国际组织发挥作用。中方支持世界卫生组织发挥领导作用，制定科学合理防控措施，尽力阻止疫情跨境传播。我建议，二十国集团依托世界卫生组织加强疫情防控信息共享，推广全面系统有效的防控指南。要发挥二十国集团的沟通协调作用，加强政策对话和交流，适时举办全球公共卫生安全高级别会议。中国将同各国一道，加大对相关国际和地区组织的支持力度。

第四，加强国际宏观经济政策协调。疫情对全球生产和需求造成全面冲击，各国应该联手加大宏观政策对冲力度，防止世界经济陷入衰退。要实施有力有效的财政和货币政策，促进各国货币汇率基本稳定。要加强金融监管协调，维护全球金融市场稳定。要共同维护全球产业链供应链稳定，中国将加大力度向国际市场供应原料药、生活必需品、防疫物资等产品。要保护妇女儿童，保护老年人、残疾人等弱势群体，保障人民基本生活。中国将继续实施积极的财政政策和稳健的货币政策，坚定不移扩大改革开放，放宽市场准入，持续优化营商环境，积极扩大进口，扩大对外投资，为世界经济稳定作出贡献。我呼吁二十国集团成员采取共同举措，减免关税、取消壁垒、畅通贸易，发出有力信号，提振世界经济复苏士气。我们应该制定二十国集团行动计划，并就抗疫宏观政策协调及时作出必要的机制性沟通和安排。

5月18日晚，习近平主席在第七十三届世界卫生大会视频会议开幕式上发表题为《团结合作战胜疫情 共同构建人类卫生健康共同体》的致辞。他提出六条建议。

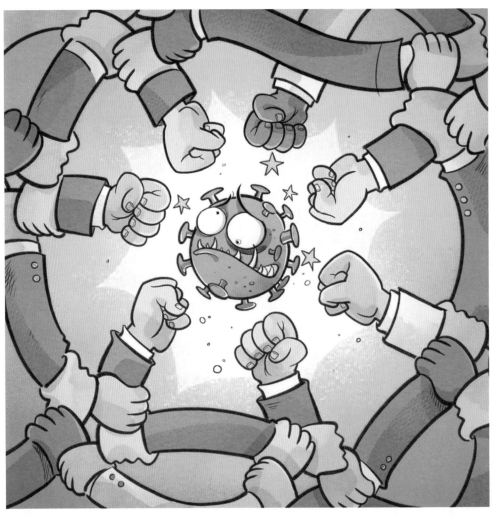

各国之间只有通过互助、团结与合作，才能最终战胜疫情。

第一，全力搞好疫情防控。这是当务之急。我们要坚持以民为本、生命至上，科学调配医疗力量和重要物资，在防护、隔离、检测、救治、追踪等重要领域采取有力举措，尽快遏制疫情在全球蔓延态势，尽力阻止疫情跨境传播。要加强信息分享，交流有益经验和做法，开展检测方法、临床救治、疫苗药物研发国际合作，并继续支持各国科学家们开展病毒源头和传播途径的全球科学研究。

第二，发挥世卫组织领导作用。在谭德塞总干事带领下，世卫组织为领导和推进国际抗疫合作作出了重大贡献，国际社会对此高度赞赏。当前，国际抗疫正处于关键阶段，支持世卫组织就是支持国际抗疫合作、支持挽救生命。中国呼吁国际社会加大对世卫组织政治支持和资金投入，调动全球资源，打赢疫情阻击战。

第三，加大对非洲国家支持。发展中国家特别是非洲国家公共卫生体系薄弱，帮助他们筑牢防线是国际抗疫斗争重中之重。我们应该向非洲国家提供更多物资、技术、人力支持。中国已向 50 多个非洲国家和非盟交付了大量医疗援助物资，专门派出了 5 个医疗专家组。在过去 70 年中，中国派往非洲的医疗队为两亿多人次非洲人民提供了医疗服务。目前，常驻非洲的 46 支中国医疗队正在投入当地的抗疫行动。

第四，加强全球公共卫生治理。人类终将战胜疫情，但重大公共卫生突发事件对人类来说不会是最后一次。要针对这次疫情暴露出来的短板和不足，完善公共卫生安全治理体系，提高突发公共卫生事件应急响应速度，建立全球和地区防疫物资储备中心。中国支持在全球疫情得到控制之后，全面评估全球应对疫情工作，总结经验，弥补不足。这项工作需要科学专业的态度，需要世卫组织主导，坚持客观公正原则。

第五，恢复经济社会发展。有条件的国家要在做好常态化疫情防控的前提下，遵照世卫组织专业建议，有序开展复工复产复学。要加强国际宏观经济政策协调，维护全球产业链供应链稳定畅通，尽力恢复世界经济。

第六，加强国际合作。人类是命运共同体，团结合作是战胜疫情最有力的武器。这是国际社会抗击艾滋病、埃博拉、禽流感、甲型 H1N1 流感等重大疫情取得的重要经验，是各国人民合作抗疫的人间正道。

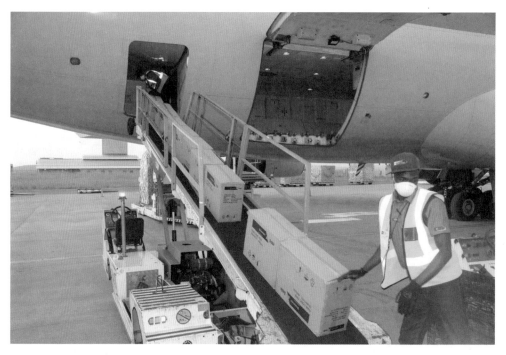

中国国际航空公司货运专机于当地时间 2020 年 2 月 5 日晚间从南非德班国际机场起飞,该架飞机运送 286 万只医用防护口罩,用以支援中国抗疫。图为当地机场工作人员通过传送带将物资送入货舱。

联合国秘书长呼吁:团结抗疫,避免对无辜民众的歧视

2 月 4 日,联合国秘书长安东尼奥·古特雷斯在纽约联合国总部举行 2020 年首场新闻发布会,他就新型冠状病毒疫情发表了相关讲话。古特雷斯表示,面对疫情,国际社会应有强烈的团结感,对中国及其他可能受到疫情影响的国家给予大力支持和关注。

此外,古特雷斯对歧视等现象表示担忧,在目前情况下,人们有时很容易用有歧视倾向的视角看待问题,并出现侵犯人权的倾向,导致无辜的人因为种族或其他原因受到羞辱、污名化。他强调称,避免这一问题非常重要。

"愿与中国朋友携手并肩"

疫情在中国暴发时，事发突然、来势汹汹，给中国带来了严峻挑战。危难之际，许多国家、国际组织、政党、知名专家学者、普通民众纷纷通过各种方式鼓励中国加油，祝愿中国人民的生活早日恢复正常。面对病毒这个人类共同的敌人，国际友人表示，中国并不是在孤军奋战，愿意加强合作、贡献力量。

菲律宾总统府新闻部部长马丁·安达纳尔给中国外文局发来视频表示："我们想对中国人民说，你们在抗击这场疾病的斗争中并不孤单！""中国加油！""武汉加油！"古巴翻译协会副会长艾里斯·格雷琴表示："我从新闻里了解到如今新型冠状病毒暴发给中国带来的紧张和令人担忧的情况，但令人欣慰的是，中国的疫情正在逐步好转。我向中国人民表达最美好的祝愿，古巴翻译协会以及我个人都充满信心，相信中国一定能够克服这一流行病。"缅甸外交部战略与国际问题研究所联合秘书长钦貌林表示："我们完全理解中国战胜新冠肺炎疫情的坚定决心以及中国对其他国家人民卫生健康的关心。在与疫情的斗争中，我们愿与中国朋友携手并肩，共同应对疫情。"

法国文化与体育界也以各种形式表达慰问。据法国驻华大使馆网站消息，300余位来自法国文化艺术界的知名人士签署联合公开信，表达对受疫情影响的中国朋友的支持和"团结一心"的立场。信中说："我们将继续推进和发展作为中法友谊之核心的艺术和文化项目，并迫切期待着与你们继续这场对话。"40多位法国音乐剧演员共同唱响"与你同在"，为中国加油。

"中国战'疫'必胜"

中国疫情防控阻击战取得重大战略成果，离不开抗疫过程中世界人民对中国的声援与支持。

3月10日，习近平主席专门赴武汉考察疫情防控工作。他强调，毫不放松抓紧抓实抓细各项防控工作，坚决打赢湖北保卫战、武汉保卫战。多国人士表示，习近平专门赴武汉考察疫情防控工作，展现了大国领袖的情怀，体现了对人民群众生命安全和身体健康的高度重视，向国际社会传递了中国战"疫"必胜的信心。

俄罗斯科学院远东研究所副所长安德烈·奥斯特洛夫斯基说，习近平主席去武汉考察疫情防控工作，体现了中国共产党在抗疫斗争中所主张的把人民群众生命安全和身体健康放在第一位的原则。在当前疫情防控形势发生积极向好变化的情况下，这将激励人民更加坚定地同疫情作斗争，并最终取得抗击疫情的伟大胜利。埃中商会秘书长迪亚·赫尔米说，这次考察反映了中国从领导人到普通老百姓的团结一心。印度发展中国家研究和信息系统机构顾问巴塔查吉说，习近平主席赴武汉考察的消息，让世界对中国发展前景更加乐观。相信中国这个经济发动机将把世界产能逐渐调动起来。

"中方在极短时间内就建成专门的收治医院，令人印象深刻，这充分展示了中方出色的组织和应对能力。"美国总统特朗普说，相信在习近平主席领导下，中国人民毫无疑问一定能够取得抗击疫情的胜利。

博鳌亚洲论坛理事长潘基文表示，面对疫情，中国人民万众一心，"坚信中国政府采取的有力举措，中国人民同舟共济的民族精神和所有医疗卫生工作者的无私奉献，必将让中国打赢这场疫情防控阻击战"。

中国已经连续多年成为世界经济增长的第一引擎，成为世界经济发展的稳定器与助推器。新冠肺炎疫情会不会影响中国经济发展，会不会进而影响世界经济发展，成为国际社会普遍关注的一个重要问题。德国新闻电视频道网站发

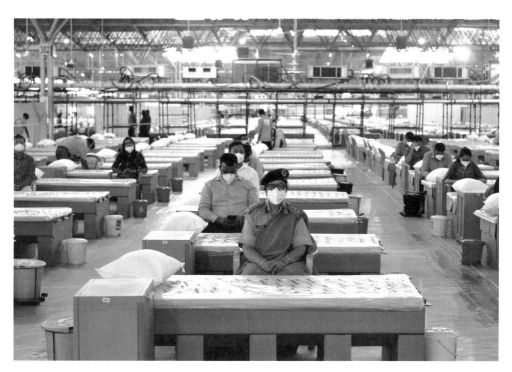

当地时间 2020 年 7 月 5 日，印度新德里，印度新建的拥有一万张病床的方舱医院正式成立。

表文章称，中国仍是世界经济的火车头，中国对世界经济发展至关重要，全球化缺了中国这个"世界工作台"行不通。美中贸易全国委员会发言人道格·巴里表示，美国商界人士普遍认为，中国经济将继续以超过大多数经济体的速度增长，中国在国际贸易体系中将继续扮演重要角色。诺贝尔经济学奖得主罗伯特·默顿表示，"中国经济具备战胜风险和挑战的良好条件，长期向好的趋势不会改变。我们对中国经济未来增长保持乐观，并相信经历此次疫情后，中国经济未来发展将变得更加健康"。泰国正大集团董事长谢吉人表示，"对中国而言，这次疫情是一次危机，同时也是一次激励中国再前进的发展机遇"，疫情过后，中国经济发展的后劲更足、动力更强，中国的社会组织、经济形态、商业模式、销售渠道等可能出现新的转变，"中国经济可能迎来一轮新的发展高潮"。

国际政要：中国战"疫"必胜

　　新冠肺炎疫情发生以来，中国以公开、透明、负责任的态度，及时采取果断有力的措施，受到国际社会充分肯定和高度评价。多国政要表示，相信中国一定会取得抗击疫情的胜利。

韩国总统　文在寅

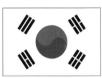

　　相信在习近平主席坚强领导下，中国人民一定能够早日取得疫情防控阻击战的胜利。韩中是近邻，中国的困难就是韩国的困难。韩方继续为中方抗击疫情提供援助。

巴基斯坦总理　伊姆兰·汗

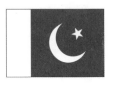

　　由于中方的有效防控，疫情并未在世界蔓延。整个世界都感谢并赞赏中方应对疫情的努力和成效，没有任何国家可以做得比中国更好。

英国首相　约翰逊

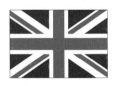

　　英方对中国采取全面有力措施防控疫情、及时同国际社会分享信息、努力防止疫情在世界蔓延表示高度赞赏。

法国总统　马克龙

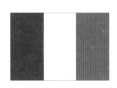

　　法方支持中方积极应对新型冠状病毒感染肺炎疫情，愿同中方加强卫生合作。

黎巴嫩总统　米歇尔·奥恩

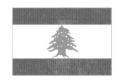

　　黎巴嫩声援中国抗击疫情的努力，对中方为防控疫情付出的巨大努力表示赞赏，对中方同各国以及世界卫生组织的防疫合作予以肯定，相信中方将成功克服此次挑战，造福全人类。

卡塔尔埃米尔　塔米姆

　　卡方高度赞赏中方采取的强有力措施，我完全相信，中方有能力、有把握尽快战胜疫情，克服眼前的困难，祝中国取得成功。

印尼总统　佐科

　　值此中国抗击疫情的困难时刻，印尼作为中国的真诚伙伴，将始终坚定同中国人民站在一起，同中国人民共同努力尽快战胜疫情。

美国总统　特朗普

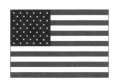

中方在极短时间内就建成专门的收治医院，令人印象深刻，这充分展示了中方出色的组织和应对能力。

沙特国王　萨勒曼

沙方高度赞赏中国政府为应对疫情采取的有力措施，相信中国一定会取得抗击疫情的胜利。

德国总理　默克尔

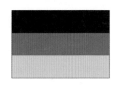

德方赞赏中方及时应对新型冠状病毒感染肺炎疫情，保持公开透明，并积极开展国际合作。德方愿向中方提供支持和协助。

"疫情是全世界面临的挑战"

———

疫情在中国暴发后，随后也在全球迅速蔓延，各国确诊病例逐日增加，阴霾笼罩全球。

2020 年 2 月 27 日，世卫组织总干事谭德塞在日内瓦表示，现在中国以外地区才是最大担忧，全球疫情处于关键时刻，建议各国迅速采取行动。但新冠病毒不是流感，中国防疫经验表明，只要采取正确的措施，就可以控制疫情。

国际社会越来越强烈地意识到，全球性疫情暴发，没有一个国家可以独善其身，任何个人或国家都不是一座孤岛。

欧盟委员会负责平等事务的委员海伦娜·达利强调，抗击疫情不是中国一个国家的事情，疫情是全世界面临的挑战。欧盟应与中国加强合作，切实承担国际责任。美国美中合作委员会会长范波表示，新型冠状病毒是人类共同的敌人，中国人民抗击疫情的斗争为全人类作出了巨大贡献。

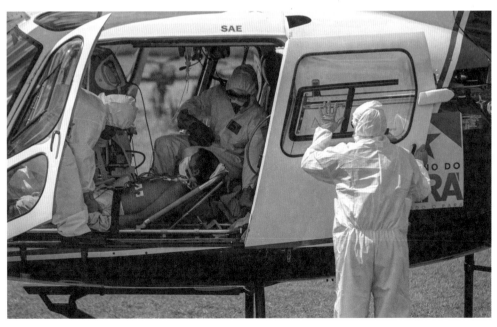

巴西帕拉州布雷夫斯，卫生工作者将新冠肺炎患者通过直升机送往医院。

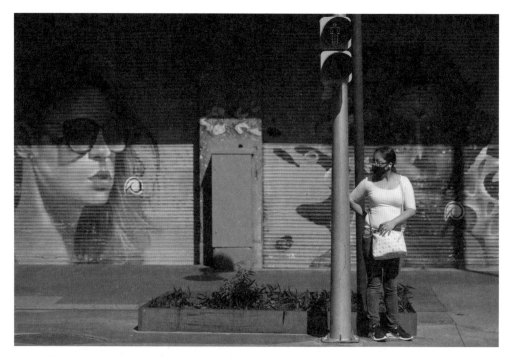

墨西哥首都墨西哥城，一名戴着口罩的女子在等红绿灯。

国外智库机构、专家学者发声

　　国外智库机构、专家学者建议全球采取看得见的国际对策，对快速蔓延的新冠肺炎疫情作出协调一致的反应。菲律宾—金砖国家战略研究智库创始人赫尔曼·劳雷尔刊文指出，全球新冠疫情凸显中国提出的"人类命运共同体"理念。新冠病毒发现后几小时内，中国就发布病毒遗传信息并与全球科学界共享。这种开放合作模式将全球精力集中到一起，共同应对包括流行病在内的现有威胁，符合"人类命运共同体"的要求。美国智库兰德公司发布报告称，正在进行的抗疫行动凸显全球科学家之间透明公开合作的重要性，所有国家都应优先重视和保护全球卫生研究、能力建设和合作。美国哈佛大学医学院公共卫生研究员朱奈德·纳比建议各国推行"全球卫生外交"，加强合作、加深互信并且建立平台，促进基于证据的科学数据的自由传播。

"感谢中国"

———

　　960多万平方公里的中国国土上，14亿人民团结一心、众志成城，书写了令世界瞩目的伟大的"中国抗疫故事"。国际社会纷纷点赞，感谢中国医生和科学家们的辛勤付出、中国人民的无私奉献。

　　世界卫生组织紧急项目执行主任迈克尔·莱恩认为，中国科学家快速甄别病原体、对病毒进行基因测序，并同世界卫生组织及相关国家和地区分享研究成果，为快速诊断作出独特贡献。有美国网民表示，中国的医务工作者们夜以继日地与疫情战斗，很好地控制住了病毒的传播，给其他国家争取了宝贵的应对时间、提供了有效的应对举措。世界上其他国家和人民应该感谢中国医生和科学家们的辛勤付出。俄国家杜马第一副主席、俄中友好协会主席梅利尼科夫说，中国人民在疫情面前表现出的团结力、凝聚力让我们感动。中国政府采取的有力措施为防止疫情向全人类蔓延作出了积极贡献。巴拿马共和国经济学家艾迪·塔皮耶罗认为，中国人民不仅在为中国奋战，也是在为全人类奋战。

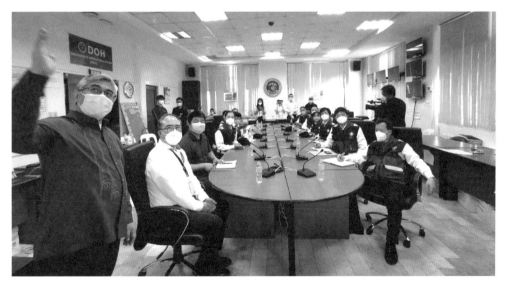

2020年4月6日，菲律宾卫生部助理部长肯尼思·龙基略（左一）向中国援菲抗疫医疗专家组介绍该国应对新冠疫情的情况。

"谢谢中国,谢谢中国!"

在得知中国专家组以及大批物资抵达本国后,许多意大利网友纷纷来到中国使馆的脸书贴文下,用自己的方式表达感谢。很多网友说着"Grazie"(意大利语:谢谢)、"谢谢中国",同时还配有"红心"。意大利汉学家阿德里亚诺·马达罗在他自己的脸书上这样写道:"曾经有人诋毁他们(中国人),以各种方式冒犯他们,而面对这些指责,他们是如何回应意大利人的?面对意大利的严重疫情,他们为我们加油,鼓励我们坚持下去。现在,当我写作的时候,他们已经用专机带着来自上海的医生和31吨医疗物资来到意大利。一群带着医疗物资来到意大利的医生和年轻人们用饱满的声音祝福我们:"坚持住,意大利!""坚持住,意大利人!"。所以我要说:"谢谢中国,谢谢中国!""

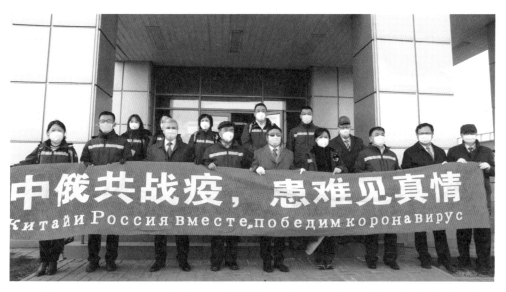

当地时间 2020 年 4 月 11 日，中国政府赴俄罗斯抗疫医疗专家组和大批医疗物资抵达莫斯科。

　　中国在本国疫情防控阻击战胶着之际，仍然向其他出现疫情的国家和地区提供力所能及的援助，得到国际社会的一致好评。

　　许多国家和国际组织领导人以多种形式感谢中国千里驰援，雪中送炭。巴基斯坦总统阿尔维专程访华，感谢中国为世界作出的贡献，表达巴方与中国的兄弟情谊。塞尔维亚总统武契奇亲自审定中国援塞物资塞文寄语，亲自到机场迎接中国医疗专家组，亲吻中国五星红旗。匈牙利总理欧尔班亲自到机场迎接中国抗疫医疗专家组及援助物资。意大利总理孔特专门打电话给习近平主席，表达真诚谢意。联合国秘书长古特雷斯感谢中方为当前处境困难的国家抗击疫情提供援助，表示中国的支持对多边主义至关重要，期待中国在国际事务中继续发挥重要领导力。欧盟委员会主席冯德莱恩以英文、法文、德文三种语言发表视频讲话，对中国提供的支持深表感谢和赞赏。柬埔寨直播中国医疗专家组抵达金边实况，60 万网友在线观看。许多国家民众在网上点赞中国，在城市地标点亮"中国红"。

"美国把我们视为害虫，中国却在帮助我们"

继许多意大利网友在中国使馆的官方脸书主页下点赞感谢中国物资援助后，西班牙网友也开始在推特上发起"感谢中国"活动，这是因为西班牙多家媒体3月12日报道，一批来自中国的口罩与核酸检测盒正在前往西班牙的路上。而由于此事正值美国总统特朗普因新冠疫情宣布对欧洲实施旅行禁令，不少西班牙网友就把中美两国进行了一番比较，感叹"美国把我们视为害虫，中国却在帮助我们"。

3月13日的推特上出现了一个西班牙语的"感谢中国（Gracias China）"的热词标签。在这一标签下，有西班牙网友写道，"谢谢所有的中国人！"也有人感叹道，"你们不知道现在中国为了我们的健康运来的口罩和检测盒是多么有价值。中国做出了团结、合作的外交榜样。"

还有不少网友趁此机会敦促本国政府像中国一样采取更强力的抗疫措施。"中国现在为西班牙和意大利做的比我们本国政府还多。"有网友这样写道。还有人抱怨说，"中国可以向世界提供一切帮助，但如果西班牙的政客还继续采取这样不温不火的措施，那什么效果都不会有啊。"还有人称赞中国在关键时候的集体主义精神，批评欧盟内部现在的分散，"当意大利求援之时，欧盟把头扭到了一边。与此同时，中国却为西班牙和意大利提供了卫生物资援助，并附上了'加油，意大利和西班牙'的信息。看看我们能不能也顺便'感染'一些团结的精神吧。"

还有人写道："看看面对这场卫生危机的国际反应吧。美国：取消所有航班。中国：运物资，派有经验和能提供建议的专业人员。以前我们都搞错了文明的意义。"更有网友直白地写道，"特朗普：0分；中国：1分"。

"世界需要中国经验应对疫情"

在 1 月 28 日习近平主席会见世卫组织总干事谭德塞时，谭德塞说，在疫情面前，中国政府展现出坚定的政治决心，采取了及时有力的举措，令世人敬佩。习近平主席亲自指挥、亲自部署，展示出卓越的领导力。中方公开透明发布信息，用创纪录短的时间甄别出病原体，及时主动同世界卫生组织和其他国家分享有关病毒基因序列。中方采取的措施不仅是在保护中国人民，也是在保护世界人民，我们对此表示诚挚感谢。中方行动速度之快、规模之大，世所罕见，展现出中国速度、中国规模、中国效率，我们对此表示高度赞赏。这是中国制度的优势，有关经验值得其他国家借鉴。

国际社会对中国抗击疫情的强大决心和执行力、集中力量办大事的制度优势、在防控疫情扩散方面的有力措施印象深刻。孟加拉国人民联盟主席、政府总理哈西娜表示，"在习近平总书记的亲自指挥和部署下，中方立即组织救援力量，采取迅速修建多所应急医院、集中收治病患等措施，使疫情得到有效控制"。哈萨克斯坦共产人民党中央委员会书记科努罗夫指出，中国共产党采取史无前例的安全措施，凭借"中国速度"新建医疗设施和不断完善预防手段，体现出中国政府各机构各部门极高的协作水平，彰显了中国共产党出色的治理能力。中国"友谊勋章"获得者、法国前总理拉法兰表示，在疫情面前，中国政府展现出强大高效的组织和动员能力，这正是中国制度的优势。匈牙利工人党主席蒂尔默表示，世界上没有任何一个国家能够在短时间内高效调动如此多的人力和医疗资源，这充分展示了中国特色社会主义的强大力量。美国政治作家萨拉·弗朗德斯撰文深刻地指出，"中国针对新型冠状病毒所采取的措施在资本主义国家是闻所未闻的。在危机中或紧急情况下，人民的福祉优先于资本主义利润。当危机来临的时候，共产党领导国家有能力作出不受资本主义利润支配的决定"。

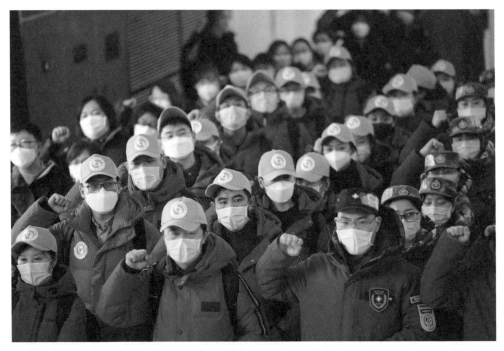

2020 年 2 月 14 日，医疗队队员在沈阳桃仙国际机场举行宣誓仪式。当日，辽宁省第二批对口支援湖北襄阳医疗队 233 名队员乘坐包机奔赴襄阳。

在很多人眼中，中国的许多措施实际上正在成为应对疫情的新标杆。"中国对新型冠状病毒感染的肺炎患者采取了大规模的隔离措施，这是一次创新性实践，将为此后全球应对公共安全危机提供经验和借鉴"，法国公共卫生专家伊夫·查帕克表示。世界卫生组织专家在出席第 56 届慕尼黑安全会议时指出，如果中国将经验总结归纳，形成模式和样板，让其他国家参考借鉴，则是宝贵的国际公共产品。布基纳法索争取进步人民运动代主席孔波雷表示，中国共产党采取的政治决策和卫生防控举措，将成为人类大型流行病管理史上的里程碑。美国库恩基金会主席罗伯特·劳伦斯·库恩认为，"未来，历史学家很可能会把中国抗击新冠肺炎疫情的过程，视为世界范围内遏制新疾病传播的典范。就如何在全球化的世界中应对公共卫生事件，中国在这方面开展了全新探索，历史很可能为此感谢中国"。

中国抗疫经验倍受各国政党重视

一些外国政党政要和知名人士致电致函中共中央对外联络部，积极评价中方抗击新冠肺炎疫情取得的重要进展。

巴勒斯坦解放巴勒斯坦民主阵线总书记哈瓦特迈赫表示，在习近平总书记的正确领导下，中国政府和人民全力防控疫情，为世界各国抗击疫情树立了榜样。我们愿学习借鉴中方在疫情防控领域积累的经验。在疫情面前，世界各国人民必须守望相助、共克时艰。只有团结一致才能建设好我们共同的地球家园，才能远离疾病、贫穷、饥饿的困扰，共同迎接光辉的未来。

菲律宾民族主义人民联盟国际事务负责人留典辉表示，在以习近平总书记为核心的中国共产党的领导下，中国政府和人民不仅经受住了考验，而且在逆境中愈发强大。习近平总书记极具战略眼光的果断决策，为这个充满不确定性的时代树立起一座希望的灯塔。我们坚信，在习近平总书记领导下，中国将继续发挥全球经济中流砥柱的作用。

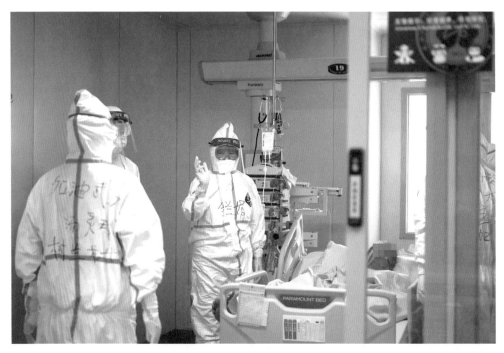

2020 年 2 月 20 日，武汉，中国工程院院士、国家卫健委高级别专家组成员李兰娟在武汉大学人民医院东院重症 ICU 病房查房，了解新冠肺炎重症患者治疗情况。

国际社会积极评价中医药抗疫

在抗击新冠肺炎疫情过程中，中国强化中西医结合，促进中医药深度介入诊疗全过程，及时推广有效方药和中成药，有效减少轻型和普通型向重型、重型向危重型发展，提高治愈率、降低病亡率，受到国际社会广泛关注和积极评价。

匈牙利前总理迈杰希·彼得指出，中国医护人员运用各种手段提高抗疫水平。"中医药学是中国古代科学的瑰宝，对世界文明进步产生了积极影响。大量事实证明，中西医结合非常有效。"

德国病毒学家奇纳特尔表示："中西医结合疗法具有重要借鉴意义。中医药在防止病毒吸附细胞、病毒复制等方面有明显效果。"

据多家美国媒体报道，随着疫情在美国蔓延，用以治疗感冒和提高免疫力的中医药需求大增。《纽约邮报》报道称，自3月初纽约市出现首个新冠肺炎确诊病例以来，市民对中医药的需求激增，中医疗法正获得越来越多关注和认可。《国会山报》刊文指出，随着美国民众病毒防范意识的提高，积极了解和购买中医药的人在增加。

作为欧洲第一个实现中医药立法的国家，匈牙利在抗击疫情之初就非常重视中医药的作用。今年2月底，在匈中医师就开始熬煮可以增强免疫力的中药茶饮，并免费向当地民众发放。据报道，很多当地民众都坚持来领取中药茶饮。匈牙利卫生部补充医学工作委员会主任艾瑞·阿扬道克表示："相信中医药会在匈牙利抗击疫情中发挥积极作用。中医药和西医药可以优势互补、相互促进，共同维护和增进民众健康。"

"中医药能因人而异地进行针对性治疗，帮助病人减轻病症，独特优势和作用显著，在欧洲乃至世界范围获得越来越广泛认可。"迈杰希·彼得认为，"中西医结合的方式已经是抗击疫情的重要方案，中医药正为全球抗疫作出贡献。"

"团结一致，才能尽快战胜疫情"

    面对疫情，中国政府始终秉持人类命运共同体理念，积极开展抗疫国际合作。国际社会充分肯定中国在促进抗疫国际合作中所展现的负责任大国担当，表示愿继续与中国加强合作、携手抗疫。

    巴西卫生部长曼代塔表示，巴方希望进一步学习借鉴中方经验，加强抗疫合作。土耳其卫生部副部长埃米奈·梅谢对土中两国开展抗疫国际合作予以高度评价，认为"中国的经验分享增强了我们战胜疫情的信心"。

    "中国第一时间向各国和各国际组织提供帮助，充分体现了大国担当。"巴西瓦加斯基金会巴中研究中心负责人埃万德罗·卡瓦略认为，"一方面，中国将抗疫宝贵经验和信息及时主动分享给其他国家和地区；另一方面，中国积

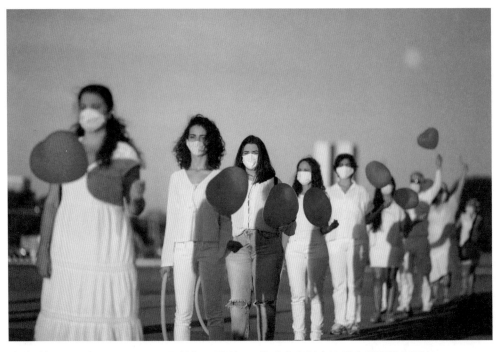

当地时间 2020 年 6 月 8 日，巴西首都巴西利亚，艺术家们以表演纪念新冠肺炎死者。

极支持企业复工复产，为世界各国抗击疫情提供支持。中国的贡献所有人都看在眼里。"

希腊中国问题学者、法国尼斯欧洲研究所研究员乔治·佐戈普洛斯表示，面对疫情，中国与世卫组织和世界各国保持密切合作，中国提出的"健康丝绸之路"秉承多边主义原则，维护全球公共利益。中国在当前全球抗疫合作中发挥重要作用，持续为急需帮助的国家和地区提供医疗援助。

日本关西外国语大学孔子学院参事户毛敏美表示，中国积极开展防疫抗疫经验分享的做法令人赞赏。中国提供的《新型冠状病毒防控指南》等资料对于普通民众更好地预防新冠肺炎非常有用。"中国秉持人类命运共同体理念，积极参与抗疫国际合作是多边主义的重要体现。"

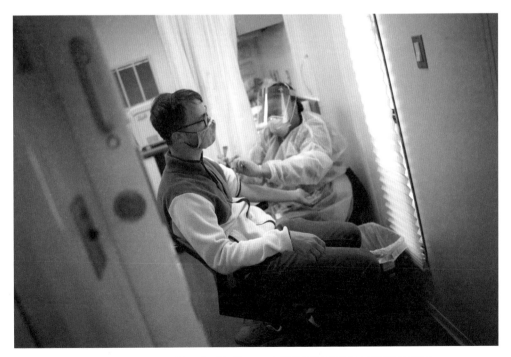

当地时间 2020 年 6 月 16 日，美国华盛顿特区，当地居民接受新冠病毒抗体测试。

古巴公共卫生部副部长纳瓦罗表示，中国在新冠肺炎疫情防控阻击战中取得的积极成效令古巴深受鼓舞。中国所采取的防控措施对古巴有重要借鉴意义，中方提供的防疫物资将为古巴进一步提高疫情防控能力、夺取抗击疫情的最终胜利发挥重要作用。

菲律宾卫生部长杜凯表示，中国抗疫经验对菲律宾弥足珍贵，"在抗疫最关键的时刻，中国及时派出经验丰富的专家，体现了中国对菲律宾的真挚情谊，这是菲中友好合作的具体成果，必将进一步丰富两国关系内涵。"

"缅甸政府和人民对中国抗疫医疗专家组期盼已久。"缅甸卫生和体育部部长敏推迎接中方专家组时表示，"相信在中国帮助下，缅方在疫情防控、病患诊疗等方面的应对能力将进一步提升，有助于缅方尽早控制并战胜疫情。"

巴基斯坦外交部长库雷希表示，巴基斯坦国内疫情暴发后，中方急巴方之所急，给了巴方有力支持。"我们期待在中方的大力支持下早日战胜疫情。巴方高度重视共建'一带一路'和中巴经济走廊建设，双方合作不会因疫情受影响。"

国际原子能机构总干事格罗西指出，"中国捐赠的物资将帮助机构各成员进一步推进应对疫情的技术合作。机构也特别欢迎中方为病毒检测提供服务，这对于有需要的国家抗击疫情具有重要现实意义。机构愿与中方继续深化合作，共同为疫情防控全球阻击战尽一份力。"

"中国尽己所能支持各国抗击疫情的做法，得到了国际社会的普遍称赞，值得各国学习。"日本关西外国语大学孔子学院参事户毛敏美表示，"中国积极开展国际合作、携手全球抗疫的行动说明，只有全人类精诚合作，团结一致，才能尽快战胜疫情。希望各国进一步加强沟通与合作，积极推动构建人类命运共同体，取得抗击疫情的最终胜利。"

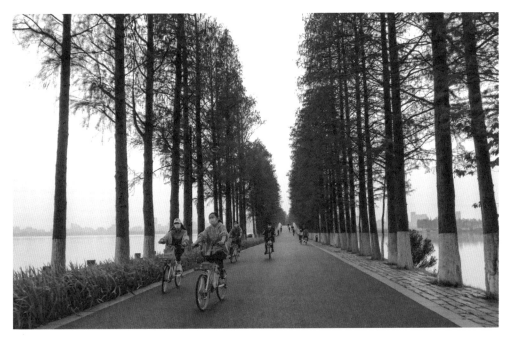

2020 年 4 月 19 日，湖北武汉，疫情防控形势好转，市民在东湖绿道骑车、乐享春光。

 ## 《二十国集团领导人应对新冠肺炎特别峰会声明》摘录

前所未有的新冠肺炎大流行深刻表明全球的紧密联系及脆弱性。病毒无国界，需要本着团结精神，采取透明、有力、协调、大规模、基于科学的全球行动以抗击疫情。我们坚定承诺建立统一战线应对这一共同威胁。

我们对逝者以及全球人民面临的苦难深感悲痛。当前最紧迫的任务是应对疫情及其对健康、社会和经济等带来的复杂影响。在继续抗击新冠肺炎的同时，我们向所有一线医务工作者表示感谢与支持。

二十国集团致力于同世界卫生组织、国际货币基金组织、世界银行集团、联合国以及其他国际组织一道，在各自职责范围内采取一切必要行动以战胜疫情。我们决心通过各自和集体行动，不遗余力做好以下几方面工作：保护生命；保障人们的工作和收入；重振信心、维护金融稳定、恢复并实现更强劲的增长；使对贸易和全球供应链的干扰最小化；向所有需要的国家提供帮助；协调公共卫生和财政措施。

只要国际社会秉持人类命运共同体理念，坚持多边主义、走团结合作之路，世界各国人民就一定能够携手应对各种全球性问题，共建美好地球家园。

　　　　　　　　　　　　　　　——习近平

大道不孤　共创未来

　　世界正经历百年未有之大变局，充满希望，也充满挑战。重大传染病威胁，只是人类面临的众多共同挑战之一。疫情终将结束，站在新的十字路口，我们要建设一个什么样的世界，怎样建设这个世界？我们以什么样的作为来应对全球性挑战？"大道之行也，天下为公。"和平、发展、公平、正义、民主、自由，是全人类的共同价值。早在2013年，习近平总书记便提出构建人类命运共同体，七年间，这一理念早已转化为实实在在的行动和丰硕的成果。而经历过这次疫情的国际社会，也在共同抗疫的过程中对这一理念有了更为深刻的认同。人类卫生健康共同体、人类命运共同体，必将成为世界各国共创美好未来的康庄大道。

没有谁是一座孤岛

"没有谁是一座孤岛，在大海里独踞；每个人都像一块小小的泥土，连接成整个陆地。如果有一块泥土被海水冲刷，欧洲就会失去一角，这如同一座山岬，也如同一座庄园，无论是你的还是你朋友的。无论谁死了，都是我的一部分在死去，因为我包含在人类这个概念里。"

早在 17 世纪，在大航海刚刚证明我们的世界承载在一个球体之上的同时，英国诗人约翰·多恩已经用他的诗歌表达了跨越国界的共同体意识。

400 多年后，在中国共产党第十九次全国代表大会上，习近平总书记同样以岛为喻，深刻地指出"没有哪个国家能够独自应对人类面临的各种挑战，也没有哪个国家能够退回到自我封闭的孤岛"。

当新冠肺炎疫情在全球蔓延时，这首诗歌《没有谁是一座孤岛》被人们反复吟诵。就像世界卫生组织所强调的那样，新冠病毒是全人类的共同敌人。疫情面前，没有人是旁观者。而要战胜疫情，全球各国需要守望相助，共渡难关。

从古至今，无问东西，重大流行性疾病往往被看作大自然给人类上的一堂大课，代价高昂、情况惨烈，人们在通过疾病认识自身与自然之间关系的同时，也通过精诚合作、勠力同心，彰显人类的美好品德与存在价值。

作为首个真正意义上的全球疫情，1918 年暴发的西班牙流感让各国认识到，在无限蔓延的传染病面前，没有任何国家可以独善其身。自 1920 年开始，各国的公共卫生政策都开始了变革和重组，建立起更先进的疾病监视体系，提倡全民卫生保健和廉价医疗，确保大规模传染病被掐灭在萌芽状态。在做好自身公共卫生建设的同时，各国也从大瘟疫中感受到建立全球性卫生组织的重要性。人类开始在全球范围内建立国际卫生合作计划，流行病学和医学统计学成为公共卫生研究的主流方法论。

在中国，新中国成立以来，中国党和政府一贯高度重视血吸虫病防治工作。从 20 世纪 50 年代起，疫区广大干部群众掀起了一个又一个战胜"瘟神"的高

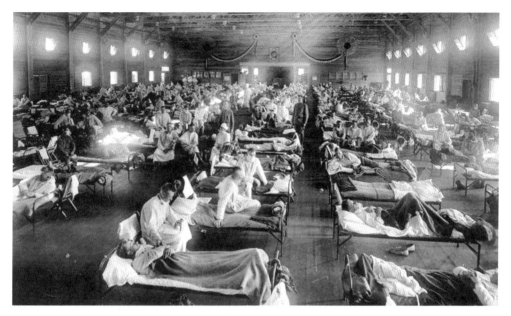

1918 年，西班牙流感暴发。

潮。经过几十年努力，中国血吸虫病防治工作取得了显著成效。国外学者有关中国战胜血吸虫病的研究甚至成为健康传播学科的奠基之作。在不断提升本国公共卫生条件的同时，中国政府还向非洲派出了援助非洲医疗队。自 1963 年中国医疗小组首次奔赴非洲，中国已派出 2.43 万名医护人员前往非洲，帮助诊治了大约 2.7 亿名病患，其中 51 名医生和护士在执行援外医疗任务期间献出了宝贵的生命。对非医疗援助成为中国对非援助中持续时间最长、人道主义色彩最浓以及所获肯定最多的援助形式，是献给非洲人民的真情大爱。

中华民族向来就有乐善好施、扶危济困的优良传统。开展对外援助 70 多年来，中国始终本着国际主义和人道主义精神，向广大发展中国家和受到自然灾害、重大传染病疫情威胁的国家提供力所能及的帮助。在印度洋海啸、西非埃博拉疫情、尼泊尔特大地震等诸多威胁人类生命安全的突发事件中，中国都真诚提供了紧急人道主义援助。绝不在朋友落难时袖手旁观，绝不在伸出援手时夹杂私利，这就是中国之义。在与世界各国人民共同应对各种挑战的过程中，中国政府与人民践行着国际人道主义精神，也不断体悟着构建人类命运共同体的必然与重要。

中国援非抗击埃博拉病毒

2014年初，西非暴发埃博拉出血热疫情。中国向疫情最为严重的塞拉利昂和利比里亚派出了医疗队和监测队。疫情期间，先后派遣1200名医卫人员赶赴疫区救护，向13个非洲国家提供了4轮价值约7.5亿元人民币的紧急援助，先后培训了当地1700名防控人员，成为新中国成立以来卫生领域最大的一次援外行动。

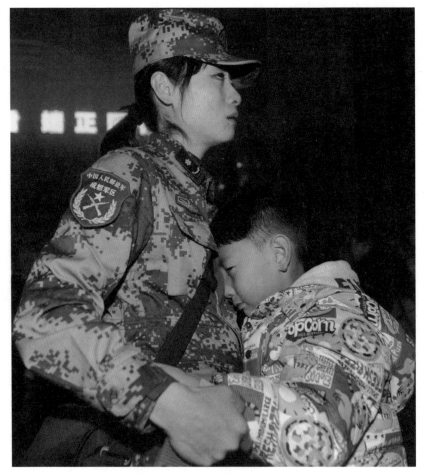

2015年1月13日晚，成都，中国人民解放军第二批援助利比里亚医疗队踏上征程。图为机场分别时依依不舍的母子。

大疫当前，我们一起

　　世卫组织宣布新冠疫情从特征上可称为大流行，是"呼唤全球行动的号角"，联合国秘书长古特雷斯在声明中写道。全球化时代，"地球村"深度联通、快速流动、高频互动。这促进了发展繁荣，也不可避免地让疾病流行更难控制。在这次疫情面前，越来越多的人认识到，人类生存原来如此相互依赖，彼此命运如此息息相关。对于中国提出的人类命运共同体理念，世界有了更强烈的感触和更深刻的思考。

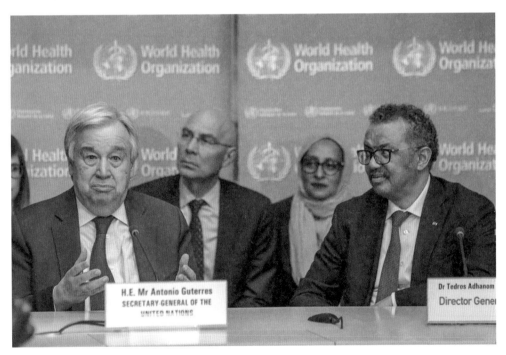

当地时间 2020 年 2 月 24 日，瑞士日内瓦，联合国秘书长古特雷斯（左）在世界卫生组织总部发表讲话。

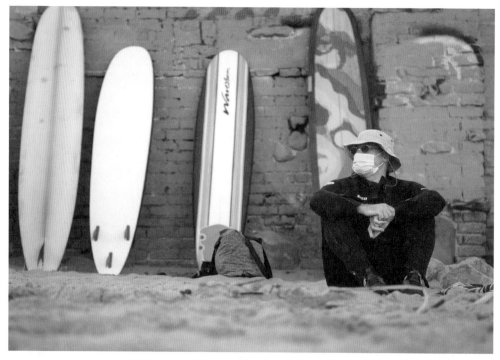

疫情期间，美国加州马里布，海滩上准备冲浪的人。

中国为国际社会抗击新冠肺炎疫情所作贡献受到国际社会积极评价，大事难事见担当，在抗击疫情的过程中，中国始终怀着"天下一家"的情怀，全力遏制病毒的蔓延，及时同国际社会分享信息、加强合作，彰显一个大国的担当。事实上，不仅是中国政府，中国企业、社会组织乃至每一个个体，都已经在这场疫情中，成为人类命运共同体理念的积极践行者，与世界人民携手抗疫，共同唱响"人类命运共同体"的大合唱。

"天下一家，命运相连"的"担当"

当春节临近，中国人都在规划着回家探亲、走亲访友、外出旅游，满心向往着团聚喜庆的节日氛围，但为了抗击疫情，从1月下旬开始，中国采取了人类历史上罕见的大规模隔离行动，节庆的画风突变，武汉封城、各地民众居家隔离，正常的生产与生活中断。非常措施既是为了中国人民群众的生命安全和身体健康，也是坚决维护世界各国人民生命安全和身体健康，努力为全球公共卫生安全作出贡献。

旅居南京的日本导演竹内亮拍摄了一段记录中国民众抗疫生活的十分钟短片：外来人员返回当地要进行为期 14 天的隔离；快餐店"零接触"，手机点单支持自取；地铁检票口工作人员使用"无接触"温度计测量乘客体温，乘客进入车厢扫描二维码登记身份和乘车信息，方便追踪感染路径；老师录制线上网课，督促学生完成课业；企业复工条件严格，需要配备口罩、手套、酒精消毒液、护目镜等物资……这部短片被日本网民在社交媒体上转发，称"一定要看"！竹内亮说，拍摄这部短片是希望中国抗击疫情的做法能给日本提供参考，同时也让日本民众了解，中国人民为此付出了多大努力。

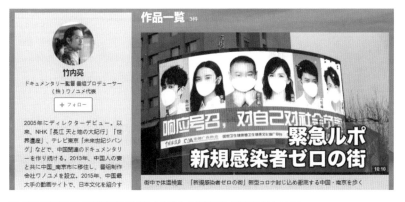

日本导演竹内亮拍摄的记录中国民众抗疫生活的短片片段

中国—世界卫生组织新冠肺炎联合专家考察组外方组长、世界卫生组织总干事高级顾问布鲁斯·艾尔沃德在对中国战"疫"进行实地考察后，给出这样的评价："我们要认识到武汉人民所作的贡献，世界欠你们的。当这场疫情过去，希望有机会代表世界再一次感谢武汉人民，我知道在这次疫情过程中，中国人民奉献很多。"在翻译这段话时，现场译员几度哽咽。

《老潘的美国来信》

曾著有《老潘的中国来信》的厦门大学美籍教授潘维廉，在中国抗击疫情的关键时刻从美国加州发来《老潘的美国来信》，他在信中说，"世界真的应该感谢中国，因为世界上没有哪个国家和人民可以用中国表现出的果断和勇气应对这个挑战。"

"你中有我，我中有你"的"共享"

疫情暴发后，中国第一时间就向全球分享了病毒全基因序列、引物和探针，与疫情蔓延国家及相关国际和地区组织分享疫情防控和诊疗方案等多份技术文件，通过专家研讨和远程会议等多种方式开展技术交流，及时分享了中国有关实验室检测、流行病学调查、临床诊疗等防控经验和方案。

为加强抗疫信息与经验的全球共享，中国还通过各种渠道进行传播。

中共中央对外联络部分别致信60多个国家的110多个政党领导人，着重从习近平总书记亲自指挥、亲自部署，迅速建立高效运转的联防联控机制，控制传染源、切断传播途径，举全国之力支援疫情最严重地区，依靠科技推进疫情防控，统筹推进疫情防控和经济社会发展，加强国际协调与合作等多个方面，全面阐述中国防控新冠肺炎疫情的经验做法。

87岁的国家卫健委高级别专家组组长、中国工程院院士钟南山，全程英文，与欧洲呼吸学会候任主席安妮塔·西蒙斯博士进行视频连线，介绍与分享中国抗击新冠肺炎疫情的成果和经验。

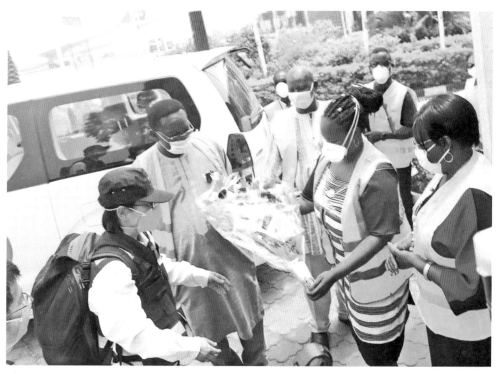

当地时间 2020 年 4 月 16 日，在布基纳法索首都瓦加杜古，布方代表欢迎中国政府派遣的抗疫医疗专家组专家。

　　国家卫生健康委与世界卫生组织以多地视频连线形式共同举办分享防治新冠肺炎中国经验国际通报会，有关国家驻华使馆和国际组织代表在北京会场参加会议，世界卫生组织西太区与有关国家代表通过视频远程参会。在全球疫情的危机时刻，中国选择了毫无保留。世界卫生组织总干事谭德塞在视频致辞时，用中文说"谢谢"。

　　中国毫无保留地与世界分享信息，成为全球抗疫成功的保证。

美专家：中国经验对抗击新冠肺炎疫情非常重要

美国加利福尼亚大学圣迭戈分校专家表示，中国科研人员分享的新冠肺炎相关信息对抗击疫情非常重要，美国医学界正在从中汲取经验。

该校传染病与全球公共卫生系教授罗伯特·斯库利说，由中国科研人员领衔的相关领域全球性科研网络正在迅速发展壮大，科研人员在争分夺秒地研发应对新冠病毒的方法。"中国科学界很快公布了病毒的生物学、分子流行病学以及有关单克隆抗体等信息，非常了不起。"

斯库利高度评价中国政府为防控疫情所做的努力。他说，中国采取了有力的干预措施，极大削弱了疫情的发展势头，目前疫情已得到有效控制。

斯库利说，美国医学界正在学习中国抗击新冠疫情的方法，汲取最佳经验，以应对正在美国蔓延的疫情。

加州大学圣迭戈分校校长普拉迪普·科斯拉则表示，中国科研人员在新冠病毒的特征、免疫系统反应、基因测序以及研发疫苗等方面做了大量工作，这些信息至关重要。

据科斯拉介绍，加州大学圣迭戈分校流行病学专家与中国同行开展了密切沟通与合作。科斯拉说："新冠疫情提醒我们，在科学和公共卫生领域开展国际合作至关重要。"

"同舟共济，共克时艰"的"互助"

德不孤，必有邻。疫情暴发时，世界各国以各种方式给中国鼓励加油，捐赠大量物品与医疗物资，还有一些国外友人直接参与中国抗疫，与中国人民同舟共济。这些善意之举，给中国人民战胜病毒以极大的支持和力量。

3月5日，中国外交部副部长马朝旭在新闻发布会上表示，"中国决不会忘记国际社会向我们伸出援手，愿意向疫情比较严重的有需要的国家提供力所能及的援助。"

在本国疫情仍处于胶着状态时，中国向其他国家伸出援手，捐赠医疗物资、派出医疗专家团队、分享抗疫经验，并且，采取了一系列有效的联防联控措施，成立应对疫情联防联控合作机制，与世界各国携手共同抗疫。

中国开展新中国成立以来援助时间最集中、涉及范围最广的一次紧急人道主义行动。国际社会纷纷称赞，"这是真正的人道主义援助""中国医生体现了人道主义精神，向中国医生致敬""你们不辞艰辛，千里至此，是人道主义精神让你我如今相遇，中华民族是最美好的民族"。为捍卫各国人民生命安全和身体健康，中国选择勇敢"逆行"，这是人类命运共同体价值理念的生动实践和共同构建人类命运共同体的抗疫行动，彰显了人本精神和天下情怀，闪耀着人类命运共同体理念所内含的国际人道主义精神光芒。

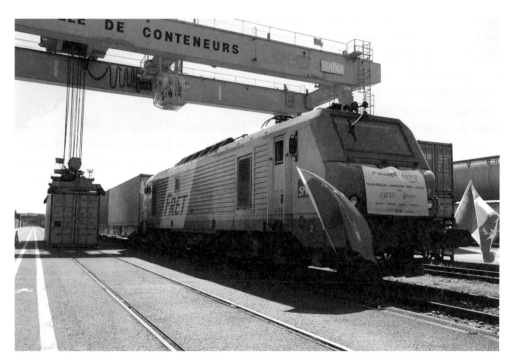

当地时间 2020 年 6 月 23 日，中国输法防疫物资专列抵达巴黎。

　　在全球抗疫战场，合作的旗帜高高飘扬。世卫组织全力协调国际抗疫行动和科研合作；中国与东盟举行关于新冠肺炎问题特别外长会；欧盟针对疫情启动一系列危机应对机制；西非经济共同体15个成员国召开特别会议，协调抗疫措施……凝聚多边智慧和行动力，以人类命运共同体意识应对全球性挑战，成为越来越多国家和国际组织的选择。

　　"病毒已经发起进攻，我们必须加入人类抗击病毒并最终取得胜利的大合唱中。"世卫组织总干事谭德塞说，"这是对我们每一个人的威胁，我们必须团结如一人。"无数的人们，选择紧紧站在一起，结成抗击疫情的命运共同体。

　　国际疫情的扩散蔓延，凸显了人类社会是一个休戚与共的命运共同体。如何应对这一严峻挑战，不仅关乎各国人民的安危和世界的前途命运，也考验着人类社会的共同智慧。增强人类命运共同体意识，构建人类卫生健康共同体，既是世界人民的期待，也是世界各国应有的担当。中国抗击疫情实施的重大防

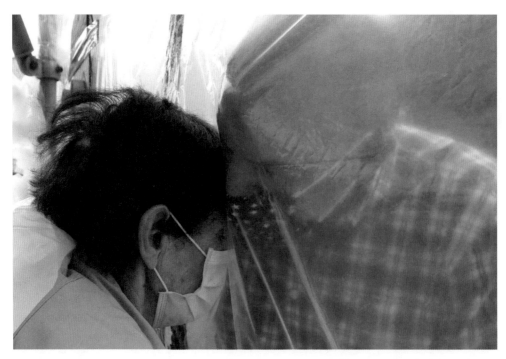

当地时间 2020 年 7 月 1 日，比利时匹卢维兹，当地一家养老院的老人隔塑料膜与亲人见面。

控举措和取得的重要成果经验，不仅为国际社会抗击疫情创造了"机会窗口"，也为世界各国共同战胜疫情增添了必胜信心。

正如 3 月 26 日习近平主席在二十国集团领导人应对新冠肺炎特别峰会上的讲话中所说："我坚信，只要我们同舟共济、守望相助，就一定能够彻底战胜疫情，迎来人类发展更加美好的明天！"在 5 月 18 日第 73 届世界卫生大会视频会议开幕式上的致辞中，他呼吁："让我们携起手来，共同佑护各国人民生命和健康，共同佑护人类共同的地球家园，共同构建人类卫生健康共同体！"

"命运共同体理念已深入人心"

这次疫情"拉近了人与人的距离，让人们对人类命运共同体理念拥有更清晰的认识。"俄罗斯人民友谊大学副教授季莫费耶夫说，"当前世界各国面临的共同挑战和威胁进一步证明，人类命运共同体理念契合全球需求。"

"在全球化深入发展的当下，没有哪个国家可以独善其身。秉持人类命运共同体理念，团结协作，才能找到解决问题的办法。"英国剑桥大学高级研究员马丁·雅克由衷感言。

"病毒无国界，各国民众、医务人员和科研人员面对疫情所展现出的团结与协作，体现了人类命运共同体理念已深入人心。"法国巴黎第八大学教授皮埃尔·皮卡尔说。

"前段时间，从日本运送到中国的援助物资上写着'山川异域，风月同天'。这句话的意思是，就算生活在不同的地方，大家也命运与共。"日本前首相鸠山由纪夫说，"我们是命运共同体，希望所有人都能渡过难关。"

命运与共：十字路口的抉择

————

　　全球化时代，人类面临共同的发展机遇，也承担着共同的风险和挑战。人类社会早已成为你中有我、我中有你的命运共同体。各国利益高度融合，责任共同交织，彼此相互依存。越是在危难时刻，越是要守望相助，越是在紧要关头，越是要密切合作。

　　疫情终将结束，重大传染病威胁，只是人类面临的诸多挑战之一。当今世界正经历百年未有之大变局，经济全球化大潮滚滚向前，新科技革命和产业变革深入发展，发展中国家群体性崛起，全球治理体系深刻重塑，国际格局加速演变。和平与发展仍是时代主题，和平发展大势不可逆转，"合作"、"共赢"成为世界各国发展的新趋势。同时，全球发展深层次矛盾突出，霸权主义、强权政治依然存在，保护主义、单边主义不断抬头，战乱恐袭、饥荒疫情此伏彼现，传统安全和非传统安全问题复杂交织，等等。

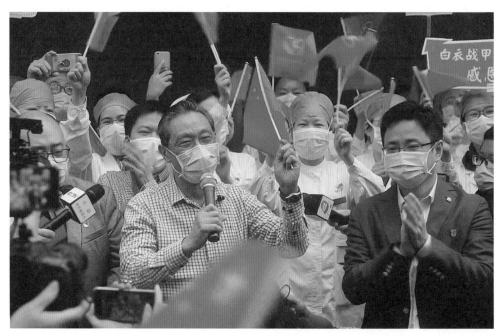

2020 年 4 月 22 日，广州医科大学附属第一医院，钟南山院士迎接驰援湖北的医疗队归来。

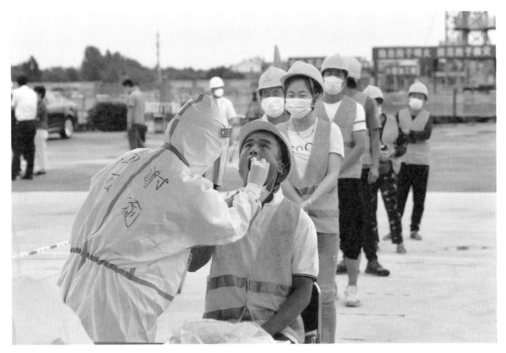

2020 年 6 月 26 日上午，北京，建筑工地核酸检测点，正进行核酸检测的建设人员。

　　人类社会，又一次来到了十字路口。

　　世界怎么了？人类将向何处去？和平发展之路该怎么走？合作还是对抗？开放还是封闭？互利共赢还是零和博弈？

　　对于这些问题，习近平总书记早就有着深入思考。

　　2013 年 3 月 23 日，在莫斯科国际关系学院，习近平总书记把他的答案告诉了全世界：“要跟上时代前进步伐，就不能身体已进入 21 世纪，而脑袋还停留在过去，停留在殖民扩张的旧时代里，停留在冷战思维、零和博弈老框框内。”“这个世界，各国相互联系、相互依存的程度空前加深，人类生活在同一个地球村里，生活在历史和现实交汇的同一个时空里，越来越成为你中有我、我中有你的命运共同体。”

　　习近平总书记在很多场合反复阐述构建人类命运共同体的思想。2017 年 1 月 18 日，他在日内瓦发表题为《共同构建人类命运共同体》的主旨演讲，47 分钟演讲，30 多次掌声，讲到关键处，几乎一句一掌声。一个“持久和平、

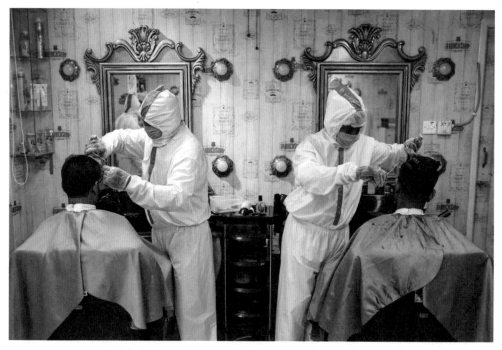

2020 年 6 月 16 日，孟加拉国达卡，理发师穿着防护服为顾客理发。

普遍安全、共同繁荣、开放包容、清洁美丽"的世界新图景在世人面前徐徐展开。

推动构建人类命运共同体，其核心内涵是要和平不要战争、要发展不要贫穷、要合作不要对抗、要共赢不要单赢。这是习近平总书记在世界百年未有之大变局之际，着眼人类发展和世界前途面临的重大问题提出的中国理念和中国方案，体现了中国立场和中国智慧，反映了人类的美好愿望和共同价值，因此被写进了联合国重要文件。

中国不仅是构建人类命运共同体理念的倡导者，更是负责任、有担当的实践者。怎样使人类命运共同体理念具体化为人类的共同行动？习近平总书记提出的共建"一带一路"的倡议，便是这些行动中非常重要的一部分。

2013 年 9 月 7 日，习近平总书记在哈萨克斯坦纳扎尔巴耶夫大学谈起了丝绸之路："我的家乡陕西，就位于古丝绸之路的起点。站在这里，回首历史，我仿佛听到了山间回荡的声声驼铃，看到了大漠飘飞的袅袅孤烟。这一切，让我感到十分亲切。"

人类命运共同体的内涵

2017 年 10 月 18 日，习近平总书记在中国共产党第十九次全国代表大会所作的报告中明确中国特色大国外交要推动构建新型国际关系，推动构建人类命运共同体，并把坚持推动构建人类命运共同体作为新时代坚持和发展中国特色社会主义的 14 条基本方略之一。十九大报告对人类命运共同体的内涵作出了明确阐述，就是建设"持久和平、普遍安全、共同繁荣、开放包容、清洁美丽"的世界。

在演讲中，他提出了一个崭新的设想："为了使我们欧亚各国经济联系更加紧密、相互合作更加深入、发展空间更加广阔，我们可以用创新的合作模式，共同建设'丝绸之路经济带'。这是一项造福沿途各国人民的大事业。"

不到一个月，习近平总书记出访印度尼西亚时，又提出了一个相似的构想："东南亚地区自古以来就是'海上丝绸之路'的重要枢纽，中国愿同东盟国家加强海上合作，使用好中国政府设立的中国—东盟海上合作基金，发展好海洋合作伙伴关系，共同建设 21 世纪'海上丝绸之路'。"

人们把"丝绸之路经济带"和"21 世纪海上丝绸之路"的伟大构想，称为"一带一路"。"一带一路"倡议，就是要继承和发扬和平合作、开放包容、互学互鉴、互利共赢的丝绸之路精神，把中国发展同沿线国家发展结合起来，把中国梦同沿线各国人民的梦想结合起来，赋予古代丝绸之路以全新的时代内涵。

2016 年 1 月 16 日上午，亚洲基础设施投资银行开业仪式在北京举行。成立亚投行，有助于为"一带一路"沿线国家尤其是广大发展中国家基础设施建

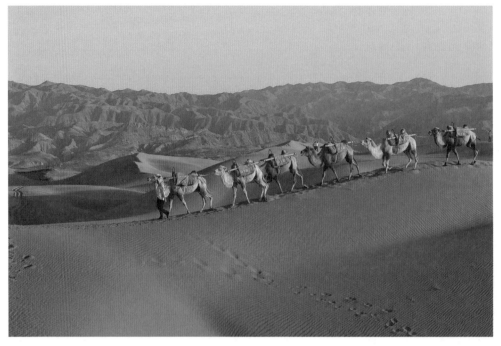

宁夏中卫市腾格里沙漠景区。宁夏作为古丝绸之路东段北道上重要驿站，曾吸引大批波斯和阿拉伯客商驻足停留。

设提供资金支持。这是第一个由中国发起的重要国际金融机构，为人类和平与发展的愿景，添上了生动的一笔。

有了伟大构想和资金支持，习近平总书记又为"一带一路"在沿线国家的落地生根提出了建设性方案。

2016 年 4 月 29 日，他指出："我国是'一带一路'的倡导者和推动者，但建设'一带一路'不是我们一家的事。'一带一路'建设不应仅仅着眼于我国自身发展，而是要以我国发展为契机，让更多国家搭上我国发展快车，帮助他们实现发展目标。我们要在发展自身利益的同时，更多考虑和照顾其他国家利益。要坚持正确义利观，以义为先、义利并举，不急功近利，不搞短期行为。"

"一带一路"建设是中国推动构建人类命运共同体的重要实践平台。几年

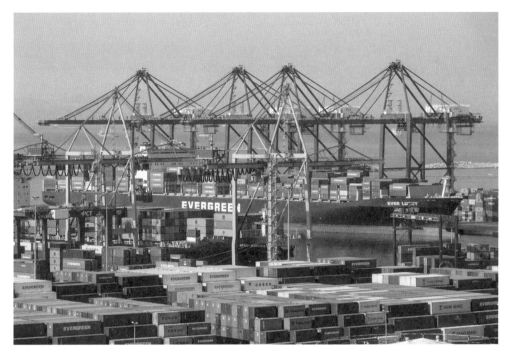

比雷埃夫斯港（简称比港）是希腊最大的港口，也是 21 世纪海上丝绸之路在地中海区域的重要枢纽。2008 年，原中远集团获得比港 2、3 号集装箱码头特许经营权。如今，比港集装箱吞吐量成为全球发展最快的集装箱港口之一。

来，"一带一路"建设从理念到行动，发展成为实实在在的国际合作，取得了令人瞩目的成就。2017 年和 2019 年，中国成功举办两届"一带一路"国际合作高峰论坛，开创了各方携手共建"一带一路"的新局面；坚持共商共建共享原则，本着开放、绿色、廉洁理念，追求高标准、惠民生、可持续目标，推动共建"一带一路"合作高质量发展；同 160 多个国家和国际组织签署相关合作文件，政策沟通不断深化，资金融通不断扩大，设施联通不断加强，贸易畅通不断提升，民心相通不断发展。"一带一路"已经从倡议变成了现实，不仅带动了沿线国家经济发展，而且促进了世界经济增长，为国际合作拓展了新空间。

这些年，中国不仅以推动构建"人类命运共同体"为中心，以"中国行动"为构建新型国际关系开创了新思路新道路，为推动人类社会和平与互利长久交往提供了"中国方案"，还以首脑外交为载体和契机为化解世界难题和地区困局贡献了"中国智慧"，更以战略眼光敢为国先，脚踏实地从自身做起，率先为"一带一路"建设创立融资平台，致力于推动地区合作机制与国家发展战略实现对接，助力于全球化深入发展和全球治理升级转型。在促进全球经济发展方面，在气候变化问题与国际安全领域，中国作为有目共睹。中国还通过积极主办中国共产党与世界政党高层对话会、中国国际进口博览会、博鳌亚洲论坛等重大的国际会议，将人类命运共同体理念一步步推向深入。

中国坚持相互尊重、平等协商，坚持以对话解决争端、以协商化解分歧，主张通过合作与协作，统筹应对各种非传统安全威胁，坚决反对一切形式的恐怖主义和霸权主义。

中国坚持同舟共济、互利共赢，积极促进贸易和投资自由化便利化，推动经济全球化朝着更加开放、包容、普惠、平衡、共赢的方向发展，坚决反对各种形式的贸易保护主义和霸凌行径，坚决反对单边主义，积极维护多边主义，推进改革多边治理体系。

中国坚持尊重世界文明多样性，以文明交流超越文明隔阂、文明互鉴超越文明冲突、文明共存超越文明优越，最终实现和而不同、多元一体。文化与文明只能共生共存、彼此互补，而不能带着偏见乃至傲慢，人为地判定谁优谁劣、孰高孰低。

中国坚持环境友好，积极主张和坚持通过合作，共同应对环境污染、生态保护和气候变化，保护好人类赖以生存的共同家园，还自然以宁静、和谐、美丽，还社会以平和、信任、友谊。

一个个扎扎实实的行动，传递着中国与世界各国人民休戚与共的决心。

面对突如其来的新冠肺炎疫情，中国同世界各国携手合作、共克时艰，为全球抗疫贡献了智慧和力量。中国本着公开、透明、负责任的态度，积极履行国际义务，第一时间向世界卫生组织、有关国家和地区组织主动通报疫情信息，第一时间发布新冠病毒基因序列等信息，第一时间公布诊疗方案和防控方案，同许多国家、国际和地区组织开展疫情防控交流活动70多次，开设疫情防控网上知识中心并向所有国家开放，毫无保留同各方分享防控和救治经验。

在自身疫情防控面临巨大压力的情况下，中国尽己所能为国际社会提供援助。

2020年9月8日，习近平总书记在全国抗击新冠肺炎疫情表彰大会上的讲话中指出："我们倡导共同构建人类卫生健康共同体，在国际援助、疫苗使用等方面提出一系列主张。中国以实际行动帮助挽救了全球成千上万人的生命，以实际行动彰显了中国推动构建人类命运共同体的真诚愿望！"

也是在这次讲话中，习近平总书记说："抗疫斗争伟大实践再次证明，构建人类命运共同体所具有的广泛感召力，是应对人类共同挑战、建设更加繁荣美好世界的人间正道。新冠肺炎疫情以一种特殊形式告诫世人，人类是荣辱与共的命运共同体，重大危机面前没有任何一个国家可以独善其身，团结合作才是人间正道。任何自私自利、嫁祸他人、颠倒是非、混淆黑白的做法，不仅会对本国和本国人民造成伤害，而且会给世界各国人民带来伤害。历史和现实都告诉我们，只要国际社会秉持人类命运共同体理念，坚持多边主义、走团结合作之路，世界各国人民就一定能够携手应对各种全球性问题，共建美好地球家园。"

世界好，中国才能好；中国好，世界才更好。

唯有齐心协力，真诚合作，汇聚起应对全球性问题挑战的磅礴力量，才能在践行人类命运共同体理念的基础上，建设一个更加美好的世界。

构建人类命运共同体的文明之光，必将穿透战争、疫病、贫困的阴霾，为人类照亮光辉灿烂的未来。

鸣 谢

(排名不分先后)

《人民日报》新华社 中央广播电视总台《光明日报》中新社《求是》《参考消息》《经济日报》《人民画报》《北京周报》《今日中国》《中国报道》《人民中国》《中国青年报》《环球时报》《新京报》《新周刊》《湖北日报》 新华网 人民网 央视网 求是网 学习强国 中国网 观察者网 南方网 环球网 旗帜网 长江网 新浪新闻 腾讯网 凤凰网 澎湃新闻 视觉中国 湖北省人民政府新闻办公室官网 武汉市人民政府新闻办公室官网 中联部新闻办（微信公众号）新华每日电讯（微信公众号）百万庄通讯社（微信公众号）《三联生活周刊》（微信公众号）《中国经济周刊》（微信公众号）《每日经济新闻》（微信公众号）新华视点（微博）当代中国与世界研究院 中国海关传媒中心 湖北省归国华侨联合会 等

上述鸣谢机构和媒体不尽完备，敬请谅解。我们将尽可能联系到各位并支付使用费，也敬请我们漏谢和未联系上的相关版权方与我社联系，以便我们敬补鸣谢和使用费。

再次对这场抗疫战斗中挺身而出的所有媒体和记录者致以崇高的敬意和谢忱。

图书在版编目（CIP）数据

共同战"疫"命运与共：中国与世界携手抗疫纪实 /
"共同战'疫'命运与共：中国与世界携手抗疫纪实"编写组编著 .
—北京：外文出版社，2020.10
ISBN 978-7-119-12537-4

Ⅰ . ①共… Ⅱ . ①共… Ⅲ . ①疫情管理 – 概况 – 中国
②疫情管理 – 概况 – 世界 Ⅳ . ① R181.8

中国版本图书馆 CIP 数据核字 (2020) 第 247748 号

策　　划：陆彩荣
出版指导：徐　步　　胡开敏
责任编辑：文　芳　　蔡莉莉　　陈丝纶
文本编写：孙敬鑫　　刘　扬　　徐　佳　　周红梅　　余冬平　　岳　慧 等
图片提供：新华社　　中新社　　《人民画报》《湖北日报》　视觉中国
　　　　　　陈黎明　　刘　宇　　潘松刚　　陶　冉　　虞向军 等
内文设计：北京正视文化艺术有限责任公司
封面设计：北京夙焉图文设计工作室
印刷监制：章云天

共同战"疫"　命运与共

中国与世界携手抗疫纪实

本书编写组 编著

© 2020 外文出版社有限责任公司

出 版 人：徐　步
出版发行：外文出版社有限责任公司
地　　址：北京市西城区百万庄大街 24 号　邮政编码：100037
网　　址：http://www.flp.com.cn　电子邮箱：flp@cipg.org.cn
电　　话：008610-68320579（总编室）　　008610-68996158（编辑部）
　　　　　008610-68995852（发行部）　　008610-68996183（投稿电话）
印　　刷：艺堂印刷（天津）有限公司
经　　销：新华书店 / 外文书店
开　　本：787mm×1092mm　1/16
字　　数：200 千
印　　张：14.25
版　　次：2020 年 12 月第 1 版第 1 次印刷
书　　号：ISBN 978-7-119-12537-4
定　　价：49.00 元